Leitfaden Erwachsenenherzchirurgie

Christof Schmid

Leitfaden Erwachsenen- herzchirurgie

3. Auflage

Mit 20 Abbildungen

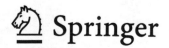 Springer

Prof. Dr. Christof Schmid
Universitätsklinikum Regensburg
Chirurgische Klinik
Abteilung Gefäßchirurgie
Franz-Josef-Strauß-Allee 11
93053 Regensburg

ISBN-978-3-642-34588-3   ISBN 978-3-642-34589-0 (eBook)
DOI 10.1007/978-3-642-34589-0

Die Deutsche Nationalbibliothek verzeichnet diese Publikation
in der Deutschen Nationalbibliografie; detaillierte bibliografische Daten
sind im Internet über http://dnb.d-nb.de abrufbar.

Springer Medizin
© Springer-Verlag Berlin Heidelberg 2002, 2007, 2014

Planung: Dr. Fritz Kraemer, Heidelberg
Projektmanagement: Willi Bischoff, Heidelberg
Lektorat: Dr. Stefanie Uhlhorn, Melle
Umschlaggestaltung: deblik Berlin
Cover-Bild: © Springer Verlag
Herstellung: Eva Schoeler, Heidelberg
Satz: Fotosatz-Service Köhler GmbH – Reinhold Schöberl, Würzburg

Gedruckt auf säurefreiem und chlorfrei gebleichtem Papier

Springer Medizin ist Teil der Fachverlagsgruppe Springer Science+Business Media
www.springer.com

Vorwort zur 3. Auflage

Die große Nachfrage, insbesondere durch die jüngeren Kollegen, die sich auf die Facharztprüfung vorbereiten, und die zahlreichen Neuerungen der letzten Jahre haben diese 3. Auflage entstehen lassen. Nach wie vor soll es ein Buch für die Kitteltasche sein, das chirurgisch konzipiert ist. Indikationsstellung, operative Techniken und Komplikationen der Erwachsenenherzchirurgie stehen im Vordergrund. Historische Daten, wichtige Ereignisse und Leitlinien sind dem jeweiligen Kapitel zugeordnet und mit Literaturstellen belegt (da diese bisweilen schwierig zu finden sind), Diagnostik- und Ergebnisdaten nicht (da mit großer Streubreite im Internet vorhanden).

Zahlreiche Inhalte mussten neu erstellt werden, da früher relativ einfache Indikationskriterien mittlerweile durch umfassende Leitlinien ersetzt wurden. Hierbei wurden hauptsächlich die deutschen und europäischen Leitlinien bedacht. Dies betrifft vor allem die Koronar-, Klappen- und Aortenchirurgie. Im Gegensatz dazu hat sich die mechanische Kreislaufunterstützung extrem weiter entwickelt, wobei sich Indikationsstellungen und operative Techniken teilweise noch in einem experimentellen Stadium befinden. Gleiches gilt für die Transkatheterherzklappen, die neu hinzugekommen sind. Die konservative Hochrisikochirurgie hat dem gegenüber an Bedeutung verloren.

Das Buch will noch immer nicht mit den Standardwerken konkurrieren, sondern bleibt ein sicherlich unvollkommenes Werk, das sich einer Kritik gerne stellt. Es zeigt, dass die Herzchirurgie mit den Jahren immer komplexer erscheint, aber dennoch vieles im Grunde gleich geblieben ist. Allerdings bleibt zu betonen, dass die Kunst der Ausführung mehr als die Regeln des Handwerks von Bedeutung ist.

Christof Schmid
Regensburg, im April 2013

Inhaltsverzeichnis

A   Anhang

Extrakorporale Zirkulation und Myokardprotektion

Christof Schmid

C. Schmid, *Leitfaden Erwachsenenherzchirurgie*,
DOI 10.1007/978-3-642-34589-0_1, © Springer-Verlag Berlin Heidelberg 2014

Nahezu alle herzchirurgischen Eingriffe erfordern den Einsatz der extrakorporalen Zirkulation in Form einer Herz-Lungen-Maschine. Ihre Aufgabe besteht darin, das venöse Blut zu sammeln und mit Sauerstoff anzureichern, und nachfolgend das arterialisierte Blut wieder dem Körper zurückzuführen. Die erste Maschine, die Blut ohne Unterbrechung des Blutflusses oxigenieren konnte, wurde von von Frey u. Gruber (von Frey u. Gruber 1885) bereits 1885 konzipiert. Die Idee, diese Technik für die Herzchirurgie zu nutzen, wird Brukhonenko (Brukhonenko 1929) zugeschrieben, zum klinischen Einsatz kam sie aber erst 1953 durch Gibbon (Gibbon 1954).

In den gegenwärtigen Herz-Lungen-Maschinen-Systemen erfolgt die venöse Dränage passiv, d. h. durch Schwerkraft (Höhe des venösen Reservoirs im Vergleich zum Patienten), oder aktiv durch Sog (maximal 60 mmHg). Das sich im venösen Reservoir sammelnde Blut wird über eine Roller- oder Zentrifugalpumpe einem Membranoxigenator zugeführt und gelangt nach der Passage eines 40-μm-Filters zur arteriellen Kanüle. Angestrebt wird ein Pumpvolumen von 2,4 l/min/m². Aufgrund der zerebralen Autoregulation, welche die Durchblutung des Gehirns bei einem arteriellen Blutdruck von 50–150 mmHg weitgehend konstant hält, und der Senkung des Hirnstoffwechsels um bis zu 40 % unter Narkose ist bei Normothermie oder leichter Hypothermie ein Perfusionsdruck von 40–60 mmHg ausreichend und sinnvoll. Bei älteren Hypertonikern und bei Patienten mit erheblichen Carotisstenosen ist man allerdings geneigt, den Perfusionsdruck höher zu halten, um zerebralen ischämischen Komplikationen besser vorzubeugen.

Mit der Herz-Lungen-Maschine ist in der Regel ein Wärmeaustauscher verbunden, der ein Abkühlen und Wiedererwärmen des Patienten erlaubt. Zwischen 22 °C und 37 °C bleibt die zerebrale Durchblutung wiederum aufgrund der Autoregulation weitgehend konstant, unter 22 °C fällt sie bis auf 15 % ab. Infolge der Autoregulationsmechanismen kann die Flussrate der Herz-Lungen-Maschine ab einer Temperatur von 28 °C auf etwa 1,5 l/min/m² und bei noch tieferen Temperaturen noch weiter gesenkt werden.

Die Nebenwirkungen der extrakorporalen Zirkulation sind mannigfaltig. Ihr Einsatz bedingt eine Vollheparinisierung (außer bei heparin-beschichteten Mini-EKZ-Systemen), eine Hämodilution, einen nichtpulsatilen Fluss sowie eine Hypothermie. Das Blut erhält Kontakt zu nichtepithelialen Oberflächen, insbesondere im Oxigenator, und ist abnormen Scherkräften ausgesetzt. Hierdurch werden alle korpuskulären Blutelemente und Proteine mehr oder weniger in Mitleidenschaft gezogen. Klinisch bedeutsam sind die Hämolyse der Erythrozyten, die Degranulierung und Verklumpung der Thrombozyten, wodurch deren Zahl und Integrität abnehmen, die Stimulation der Gerinnungs- und Fibrinolysekaskaden, die Aktivierung des Komplementsystems sowie die Freisetzung inflammatorischer Substanzen, welche zu einem SIRS (»systemic inflammatory response syndrome«) führen können (Postperfusionssyndrom). Welchen Stellenwert die nichtpulsatile Perfusion hat, ist bislang unklar. Es wird vermutet, dass ein pulsatiler Fluss, der aber nur mit wenigen Herz-Lungen-Maschinen möglich ist, zu einer geringeren Vasokonstriktion und damit besseren Mikrozirkulation und zu einer verminderten Ödemneigung führt.

1.1 Antikoagulation

Normalerweise erfolgt die Antikoagulation mit Heparin in einer Dosis von 300–400 IE/kg entsprechend einer Vollheparinisierung. Intraoperativ wird sie durch die ACT (»activated clotting time«) gesteuert, wobei 350–450 s als ausreichend angesehen werden (Hattersley 1966). Nach Beendigung der extrakorporalen Zirkulation erfolgt eine 1:1-Antagonisierung des Heparins mit Protamin, die ACT normalisiert sich auf Werte von 90 bis 130 s.

Patienten mit einem HIT-II-Syndrom (heparininduzierte Thrombozytopenie) sollten kein Heparin erhalten, sofern sie Antikörper haben, welche Thrombozyten in Gegenwart von Heparin oder anderen hoch sulfatierten Oligosacchariden aktivieren. In 75 % der Fälle ist der Heparinplättchenfaktor 4 (H-PF4) das ursächliche Antigen. Der Antikörper, zumeist ein IgG, erkennt den H-PF4 und aktiviert die Thrombozyten über den Fc-Rezeptor, wodurch die Thrombozytenaggregation entsteht. Typischerweise treten nach 4–14 Tagen ein Abfall der Thrombozyten (in der Regel $\ll 100\,000/\mu l$) und Thrombembolien auf. Eine alternative Antikoagulation ist derzeit nicht in vergleichbarer Weise zum Heparin möglich. Die Antifaktor Xa-Präparate Danaparoid (Orgaran®) und der direkte Thrombininhibitor Lepirudin (Refludan®) sind aufgrund ihrer langen Halbwertszeiten schlecht steuerbar. Argatroban (Argatra®) und Bivalirudin (Angiox®) haben eine kürzere Halbwertszeit von nur 52 min bzw. 25-30 min, jedoch ist bei keiner der Substanzen eine dem Heparin vergleichbare Antagonisierung möglich. Vermehrte Blutungskomplikationen sind die Folge. Beim Orgaran können lediglich Faktor-Xa-Spiegel (angestrebt: 1,2–1,5 antiFXa-E/ml) bestimmt werden, während Hirudinderivate nur durch eine Bestimmung der Ecarinzeit gut steuerbar sind. Eine Steuerung der Hirudinderivate mittels PTT wird zwar vielerorts versucht, die Ergebnisse sind aber nicht zufrieden stellend. Argatroban kann ebenfalls über die PTT und Bivalirudin kann über die ACT gesteuert werden, weswegen diese Substanzen aufgrund ihrer kurzen Halbwertszeit vermutlich in Zukunft bevorzugt werden (Koster et al. 2007).

Haben die Patienten lediglich eine HIT-II-Anamnese, aber aktuell keine Antikörper, kann die Operation relativ sicher mit Heparin durchgeführt und so das Blutungsrisiko gemindert werden. Da es dadurch zu einer erneuten Antikörperbildung kommt, muss unmittelbar postoperativ auf eine alternative Antikoagulation gewechselt werden. In einigen Institutionen wird auch bei vorhandenen Antikörpern mit Heparin operiert, da das Komplikationsrisiko mit Heparin als niedriger angesehen wird als mit einem alternativen Antikoagulans.

Weitere problematische Situationen, die ein höheres Blutungsrisiko bedingen können, sind eine präoperative Azetylsalizylsäureeinnahme (KHK-Prophylaxe), eine duale Plättchenhemmung (Azetylsalizylsäure- und Thienopyridinderivat) und eine Medikation mit GP-IIb/IIIa-Inhibitoren. Auch wenn sich eine deutlich erhöhte Blutungsneigung nicht bei allen Patienten manifestiert, ist es vorteilhaft – sofern möglich – präoperativ abzuwarten, bis deren Wirkungen abgeklungen sind. Bei Azetylsalizylsäure- und Thienopyridinpräparaten ist ein Absetzen 5–7 Tage vor der Operation sinnvoll, da die Hemmung der Cyclooxygenasen COX-1 und COX-2 bzw. die Blockierung des P2Y12-Rezeptors irreversibel sind und sich die Gerinnungsfähigkeit erst mit der Neubildung von Thrombozyten im Laufe von 5–7 Tagen wieder einstellt. Lediglich beim Ticagrelor liegt ein reversibler Antagonismus am P2Y12-Rezeptor der Thrombozyten vor (▶ A5). Als Kontrollparameter dient eine Normalisierung der Blutungszeit. Notfalleingriffe lassen sich unter den Thrombozytenaggregationshemmern jedoch meist mit einem akzeptablen Blutungsrisiko durchführen.

Bei sog. heparinisierten Systemen ist keine oder nur eine geringe Heparinisierung notwendig. Das Heparin ist an der Innenfläche der blutleitenden Elemente, d. h. der Kanülen, Schläuche, Oxygenatoren und Filter, gebunden und kann mehrere Monate wirksam bleiben, ohne dass eine systemische Antikoagulation eintritt. Die Heparinbeschichtung erfolgt vorwiegend bei miniaturisierten EKZ- und ECMO-Systemen. Fälle einer HIT-Entstehung sind nicht bekannt.

Über die Problematik exzessiver Thrombozytosen existieren kaum verlässliche Angaben, jedoch sind erfolgreiche Herzoperationen mit Herz-Lungen-Maschine trotz exzessiver Thrombozytenzahlen beschrieben.

1.2   Kanülierung

Normalerweise wird nach Vollheparinisierung zuerst die arterielle Kanüle in die Aorta ascendens eingebracht, am besten kleinkurvaturseitig gegenüber dem Abgang des Truncus brachiocephalicus (Schlauchgröße 3/8 Zoll). Sie wird durch zwei in der Adventitia gestochene Tabaksbeutelnähte, die auch filzverstärkt sein können, gesichert. (Transmurale Stiche führen zu Hämatomen und Blutungen!) Ist die Aorta ascendens verkalkt, disseziert oder aus anderen Gründen nicht angehbar, wird in der Regel eine Femoralarterie kanüliert. In der Aneurysmenchirurgie hat sich auch die Verwendung des Truncus brachiocephalicus und insbesondere auch der rechten A. subclavia empfohlen, da hierdurch sehr einfach eine antegrade Zerebralperfusion möglich ist (▶ Kap. 5). Bei aortaler Kanülierung können beliebige Kanülen verwendet werden. Femoral eignen sich v.a. Punktionskanülen und gerade Kanülen, die über eine quere Arteriotomie eingebracht werden. Um eine ischämische Schädigung der betroffenen Extremität zu vermeiden, kann die Femoralarterie distal der Kanülierungsstelle mit einer dünnen Kanüle, die über einen Seitenarm der Femoralkanüle gespeist wird, perfundiert werden. Aufgrund der begrenzten Operationsdauer wird in der Regel jedoch auf eine distale Perfusion bei Standardoperationen verzichtet. Bei der Subclaviakanülierung, bei der

▣ Tab. 1.1 Größe der arteriellen und venösen Kanülen (ohne Sog) in French (1F = ⅓ mm Außendurchmesser

Körperoberfläche [m²]	Arteriell [F]	Venös [F]	
		2-Wege	Doppelt
1,0–1,2	18	40×32	24×26
1,3–1,4			26×28
1,5–1,6	20		28×30
1,7–1,8			30×32
1,9–2,0			32×34
		40×34	
2,1–2,2			34×36
	24		
2,3–2,6			36×36

1 French = 1 Charriere (benannt nach Josephe Charrière, einem französischen Messerschmied, der chirurgische Instrumente entwickelte. Die Bezeichnung French, entstand in den USA, da die Amerikaner Schwierigkeiten haben, Charrière auszusprechen)

ebenfalls eine Extremitätenischämie entstehen kann, wird dagegen zumeist eine Dacronprothese der Größe 8 mm rechtwinklig oder schräg End-zu-Seit anastomosiert und nachfolgend die arterielle Kanüle dort eingeknotet. Weitere arterielle Kanülierungsorte, die ausschließlich in Notfallsituationen (z. B. Aortendissektion) genutzt werden sind der linksventrikuläre Apex und die durchtrennte Aorta.

Als nächstes folgt die venöse Dränage, in der Regel über den rechten Vorhof (Schlauchgröße 1/2 Zoll). Werden die Herzhöhlen nicht eröffnet oder nur im Bereich des linken Herzens operiert, genügt eine so genannte 2-Wege-Kanüle, die über das rechte Herzohr eingebracht wird und beide Hohlvenen dräniert. Soll die rechte Herzseite eröffnet werden oder liegt ein Shuntvitium vor, werden beide Hohlvenen separat kanüliert, mit einem Nabelbändchen umschlungen und über eine Drossel (Tourniquet) verschlossen (▣ Tab. 1.1). In beiden Hohlvenen sind rechtwinklige Kanülen am wenigsten störend. Die Kanüle für die obere Hohlvene kann an der Basis des Herzohrs, d.h. über den rechten Vorhof, eingebracht werden (lange Spitze möglich), die obere Hohlvene kann aber auch direkt kanüliert werden (kurze Spitze notwendig). In beiden

Fällen muss darauf geachtet werden, dass der Sinusknoten nicht verletzt wird und die Tabaksbeutelnaht nach Entfernen der Kanüle zu keiner Stenosierung der oberen Hohlvene führt. Letzteres wird am besten durch eine längsovalär angelegte Tabaksbeutelnaht erreicht. Die optimale Kanülierungsstelle für die untere Hohlvene befindet sich 1 cm oberhalb des Zwerchfells, mehr lateral als anterior gelegen. Hier kann neben einer gewinkelten auch eine gerade Kanüle benutzt werden. Die Verwendung eines venösen Sogs zur Optimierung der Dränage hat mehrere Vorteile:

— Der rechte Vorhof und der rechte Ventrikel werden besser entleert.

— Es können um 25 % kleinere Kanülen gewählt werden.

— Bei einer kleinen Eröffnung des rechten Vorhofs wird die extrakorporale Zirkulation nicht durch einen Luftblock gestoppt.

— Eingriffe an der Pulmonalarterie sind sogar mit einer 2-Wege-Kanüle möglich.

Für die Zufuhr der Kardioplegielösung genügt im Prinzip eine einfache scharfe großlumige Kanüle. Alternativ können spezielle Kardioplegiekatheter über eine Matratzen- oder Tabaksbeutelnaht fixiert werden. Sie weisen oftmals einen Seitenarm auf, der eine aortale Druckmessung unter Kardioplegiegabe und später eine Dränage und eine Entlüftung der Aortenwurzel erlaubt. Bei retrograder Kardioplegiegabe wird ein Ballonkatheter ventral der venösen Kanüle über eine Tabaksbeutelnaht in den Koronarsinus eingebracht. Hierbei kann zwischen selbstblockbaren Kathetern, bei denen sich der Ballon von selbst bläht, und solchen, bei denen dies manuell mit Hilfe einer luft- oder flüssigkeitsgefüllten Spritze erfolgt, gewählt werden. Sich automatisch selbst aufblähende Ballonkatheter werden dann eingesetzt, wenn der rechte Vorhof nicht eröffnet wird, wogegen die manuellen Katheter zur direkten Kanülierung bei eröffnetem Vorhof bevorzugt werden. Das Einbringen des Kardioplegiekatheters ist einfach und selbst bei ausschließlicher Freilegung des rechten Herzens im Rahmen von Reeingriffen möglich (Tabaksbeutelnaht nicht zu tief anlegen, am besten etwa 5 cm oberhalb des Zwerchfells!). Die korrekte Lage des Katheters wird am einfachsten durch Palpation kontrolliert (Der Ballon bzw. der Katheter lassen sich unterhalb des linken Herzohrs tasten). Nur in seltenen Fällen gelingt die Einlage eines Koronarsinuskatheters nicht. Dann liegt entweder ein Chiari-Netz vor – Reste der embryologisch vorhandenen großen rechten Klappen des Sinus venosus, welche das Koronarsinusostium verlegen – oder das Ostium ist außergewöhnlich klein. Nach Initiierung der extrakorporalen Zirkulation muss sich weiterhin ein Rückfluss über den Katheter trotz venöser Dränage und niedrigem zentralen Venendruck (ZVD) zeigen. Während der retrograden Gabe von Kardioplegielösung kann das Herz auch etwas luxiert werden, wobei prall gefüllte Venen einschließlich der parallel zum R. interventricularis posterior verlaufenden V. cordis media sichtbar sein müssen.

Die Einlage eines sog. Linksvents bietet mehrere Vorteile. Er verhindert eine Überdehnung des Herzens bzw. linken Ventrikels, die äußerst gefährlich sein kann. Beim linksseitigen Klappenersatz wird das Operationsgebiet zunächst blutarm gehalten und

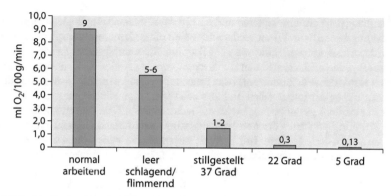

◙ Abb. 1.1 Myokardialer O_2-Verbrauch. (Follette et al. 1978)

später eine bessere Entlüftung ermöglicht. Standardzugang ist die rechte obere Lungenvene. Alternativ kann, insbesondere in Notfallsituationen, eine Einlage in die Spitze des linken Ventrikels über eine Stichinzision erfolgen. Auch eine Venteinlage in den Pulmonalarterienhauptstamm ist möglich.

1.3 Kardioplegie

Am einfachsten kann an einem stillgestellten Herzen operiert werden. Darüber hinaus senkt ein elektromechanischer Stillstand des Herzens den myokardialen Sauerstoffverbrauch um etwa 90 % (◙ Abb. 1.1). Daher wurde schon sehr früh versucht, einen reversiblen Herzstillstand zu induzieren. Effler (Effler et al. 1956) gelang dies 1955 mit Hilfe kaliumreicher Lösungen, die auch heute noch Grundlage der St.-Thomas-Lösung sind. Blutkardioplegie wurde erstmals 1955 von Melrose (Melrose et al. 1955) angewendet. Schon 1956 setzte sie Lillehei (Lillehei et al. 1956) retrograd bei einer Aortenklappenoperation ein, aber erst 1978 nach den umfangreichen Untersuchungen von Buckberg (Follette et al. 1978) erreichte sie eine breite Anerkennung. (Der Begriff »Kardioplegie« stammt von Lam (Lam et al. 1957) aus dem Jahr 1957).

Kardioplegische Lösungen führen zu einer Unterbrechung der mechanischen und elektrischen Funktionsabläufe am Herzen, wodurch dieses in der Diastole stehen bleibt und die energiereichen Phosphate erhalten werden. Hinsichtlich der Trägermedien werden kristalloide und kolloidale sowie Blutkardioplegielösungen unterschieden. Sie sind jeweils aus mehreren Bestandteilen zusammengesetzt, um entsprechend gewünschte Effekte zu erzielen: Kaliumchlorid führt in einer Konzentration von 20–30 mmol/l über eine Membrandepolarisation zu einem schnellen diastolischen Herzstillstand; Magnesiumionen blockieren kalziumabhängige intrazelluläre Prozesse durch eine kompetitive

Hemmung der Kalziumrezeptoren und wirken damit ebenfalls kardioplegisch; geringe Kalziumgaben (0,5 mval/l) vermeiden die Gefahr eines Kalziumparadoxphänomens in der Reperfusionsphase; Puffer wie der Histidinpuffer neutralisieren die während der Ischämiephase anfallenden sauren Stoffwechselprodukte; Antioxidanzien wie das Glutathion verhindern die Produktion freier Sauerstoffradikale; osmotisch wirksame Substanzen wirken der interstitiellen und intrazellulären Ödembildung entgegen; das Blut der Blutkardioplegielösung fungiert als optimaler Sauerstoff- und Substratlieferant.

Art und Applikation der Kardioplegielösung sind mittlerweile mehr Philosophie als evidenzbasierte Medizin. Unbestritten ist jedoch die Verwendung einer Kardioplegie im Vergleich zu einer intermittierenden Ischämie durch Abklemmen der Aorta ascendens vorteilhaft. Die asanguinösen Lösungen (z.b. St.-Thomas-Lösung (Hearse et al. 1976), Bretschneider-Lösung (Gebhard et al. 1983), University-of-Wisconsin-Lösung (Wahlberg et al. 1987)) werden in der Regel 4 °C kalt und antegrad verabreicht, wodurch die Myokardtemperatur auf 10–15 °C absinkt. Üblicherweise gelangt die Kardioplegielösung nach Passage des Herzens in den Kreislauf der extrakorporalen Zirkulation. Bei separater Kanülierung der Hohlvenen kann sie aber auch abgesaugt werden, um einer zu starken Hämodilution und Hyperkaliämie entgegenzuwirken. Eine retrograde oder kombinierte Kardioplegiegabe ist möglich.

Blutkardioplegielösungen können ebenfalls antegrad, retrograd oder kombiniert appliziert werden. Hierbei wird zunächst eine kaliumreiche Induktionslösung appliziert, gefolgt von einer kaliumärmeren Erhaltungslösung (Mischungsverhältnis mit Blut 1:4). Ein vereinfachtes Verfahren ist die sog. Calafiore-Technik. Hierbei wird Blut aus dem System abgezweigt und mit Kalium angereichert in die Aortenwurzel gegeben (Calafiore et al. 1995). In der Regel wird eine gekühlte Blutkardioplegielösung verwendet, die eine Asystolie initiiert, durch Hypothermie den Sauerstoffbedarf reduziert und ein Milieu schafft, in dem zwischen den Reinfusionen ein anaerober Metabolismus möglich ist. Reinfusionen erfolgen etwa alle 20 min und dienen dazu, die Asystolie aufrechtzuerhalten, die Hypothermie zu bewahren, eine Azidose zu puffern, saure Stoffwechselprodukte auszuwaschen, energiereiche Phosphate zu erneuern, Substrate zu ersetzen und dem Myokardödem entgegenzuwirken. Normothermie und Verwendung warmer Blutkardioplegielösung dienen der Wiederbelebung eines vorgeschädigten Myokards. Sie haben den theoretischen Vorteil, dass die zellulären Enzymsysteme weniger geschädigt werden, sodass ein geringeres Zellödem und weniger Gerinnungsstörungen die Folge sind. Außerdem sollen sich die Patienten leichter von der Herz-Lungen-Maschine entwöhnen lassen und dabei häufiger einen Sinusrhythmus aufweisen. Ein sog.»hot shot« besteht aus einer warmen Kardioplegielösung, die unmittelbar vor Entfernung der Aortenklemme gegeben wird, um so einem Reperfusionsschaden entgegenzuwirken. Angesichts der jahrelangen Erfahrung mit Hypothermie sollte man jedoch im Zweifelsfall kalte Kardioplegielösungen bevorzugen.

Für einfache Eingriffe wie simple aortokoronare Bypassoperationen ist etwa 1 l (10–15 ml/kg) einer kalten kristalloiden Kardioplegielösung ausreichend. Diese kann per Gravitation oder über eine Pumpe (mit 50–60 mmHg) infundiert werden. Bei ausgedehnteren Eingriffen mit längeren Ischämiezeiten kommen zumeist entweder Hochdosiskardioplegie- oder Blutkardioplegieverfahren zum Einsatz. Während Hochdosisprotokolle lediglich eine Einmalgabe vorsehen, werden bei der Blutkardioplegie zusätzliche Gaben nach Zeitintervallen von 20–30 min oder auch eine kontinuierliche Gabe empfohlen. Eine retrograde Gabe der Kardioplegielösung ist insbesondere bei hochgradigen Koronarstenosen, bei stenosiert verkalkten Koronarostien, bei Aortenvitien und bei transseptaler Mitralchirurgie ratsam. Sie führt bei Bypassoperationen mit hochgradigen Koronarstenosen oder Koronarverschlüssen zu einer gleichmäßigeren Kühlung und damit besseren Protektion des Herzens, bei Reeingriffen reduziert sie darüber hinaus die Gefahr atheromatöser Embolien aus den alten Bypassgefäßen. Der Vorteil retrograder Kardioplegie bei Klappenvitien liegt darin, dass eine kontinuierliche Gabe problemlos möglich bzw. der Koronarsinus bei Eröffnen des rechten Vorhofs leicht zugänglich ist. Allerdings muss die Aorta ascendens entlastet werden, damit das aus den Koronarostien sickernde Blut abfließen kann. Der Perfusionsdruck bei retrograder Gabe von Kardioplegielösung sollte bei 20–40 mmHg liegen, da bei zu hohen Drucken der Koronarsinus rupturieren kann. (Lässt sich kein Perfusionsdruck aufbauen, können gestaute Koronarvenen und eine beginnende Abkühlung des Myokards dennoch eine regelrechte retrograde Perfusion anzeigen.)

1.4 Hypothermie

Kälte schützt das Herz, das ist seit langem bekannt. Bei einer Absenkung der Herztemperatur sinkt der myokardiale Metabolismus pro 10 °C um 50 % (Van't-Hoff-Regel). Bigelow (Bigelow et al. 1950) schlug bereits 1950 den Einsatz der Hypothermie in der Herzchirurgie vor und führte zahlreiche Experimente durch. Sie wurde erstmals 1953 von Lewis u. Taufic (1953) eingesetzt, und zwar zum Verschluss eines Vorhofseptumdefekts ohne Herz-Lungen-Maschine. Das Prinzip der Oberflächenkühlung durch Irrigation mit kalter Kochsalzlösung wurde 1959 von Shumway (Shumway et al. 1959) in die Klinik eingeführt.

Einfache Koronareingriffe bedürfen jedoch keiner aktiven Hypothermie. Es reicht aus, das Herz bzw. den Körper auskühlen zu lassen und zum Ende der Ischämieperiode wieder aufzuwärmen. Wird eine Ischämiezeit > 1 h erwartet, ist eine milde Hypothermie von etwa 30–34 °C empfehlenswert. Bei Ischämiezeiten bis zu und über 2 h sollte der Patient weiter abgekühlt werden.

Mit den modernen Herz-Lungen-Maschinen kann der Patient forciert abgekühlt werden. Die früher stets propagierte Vorgabe nicht mehr als um etwa 1 °C/min abzukühlen ist seit Einführung der Membranoxygenatoren nicht mehr gültig, da bei den Membranoxygenatoren der pO_2 gut steuerbar ist und auf 150 mmHg gehalten werden kann. Die Gefahr der Bildung von Gasbläschen ist gering. Bei besonders großer Temperaturabsenkung, z. B. einer Einleitung einer tiefen Hypothermie auf < 20 °C für Aortenbogeneingriffe, kann die Gabe eines α-Blockers (z. B. Phentolamin) vorteilhaft sein, da dieser eine gleichmäßigere und schnellere Temperaturabsenkung ermöglicht. Bei diesen tiefen Temperaturen wird ein Kreislaufstillstand bis zu 45 min relativ problemlos toleriert. Nachteile insbesondere der tiefen Hypothermie sind eine stärkere postoperative Blutungsneigung und eine vermehrte Ödembildung des Herzens.

Auch das Wiedererwärmen kann inzwischen schneller als früher gefordert erfolgen. Generell sollte die Temperatur im Wärmeaustauscher jedoch nie über 40 °C liegen.

Für das pH- und pCO_2-Management gibt es zwei Möglichkeiten: Bei tieferer Körpertemperatur fällt der pCO_2 ab und der pH steigt an, und zwar um 0,017/°C, d. h. bei 25 °C liegt der pH bei 7,6. Bei der α-stat-Methode werden diese Veränderungen nicht ausgeglichen (»scheinbare Alkalose«), während dies bei der pH-stat-Methode durch vermehrte CO_2-Gabe der Fall ist (»relative Azidose«). Die α-stat-Methode entspricht dem Regulationstyp poikilothermer Tiere (Kaltblüter) und ist dadurch charakterisiert, dass der Ionisationsgrad wichtiger Enzyme erhalten bleibt. Sie erscheint somit physiologischer und wird überwiegend praktiziert. Der Vorteil der pH-stat-Methode, die der Regulation bei Winterschläfern entspricht, liegt in der besseren zerebralen Durchblutung aufgrund der CO_2-vermittelten Vasodilatation. Sie wird teilweise in der Kinderherzchirurgie bevorzugt.

1.5   Beendigung der extrakorporalen Zirkulation

Nachdem die geplanten Maßnahmen am Herzen durchgeführt wurden, kann der Patient von der extrakorporalen Zirkulation (◻ Abb. 1.2) entwöhnt werden. Hierzu muss er wieder auf mindestens 34 °C aufgewärmt sein und der Intravasalraum bzw. das Herz durch Drosselung des venösen Abflusses aufgefüllt werden. Die Kontraktilität des Myokards wird durch den Chirurgen visuell und durch den Anästhesisten mit Hilfe der transösophagealen Echokardiographie beurteilt. Ist die Kontraktilität inadäquat, muss sie durch die Applikation geeigneter Medikamente, z. B. Katecholamine oder Phosphodiesterasehemmer, gesteigert werden. Gegebenenfalls kann zur Besserung der Herzleistung ein Vorhofflimmern durch Kardioversion in einen Sinusrhythmus überführt und ein bradykarder Eigenrhythmus durch eine (Vorhof-) Schrittmacherstimulation gesteigert werden. Bei einer schwer eingeschränkten linksventrikulären Pumpfunktion hilft eine intraaortale Ballonpumpe (▶ Kap. 7), bei einer Rechtsherzproblematik infolge eines pulmonalen Hypertonus ist eine Beatmung mit Stickstoffmonoxid (NO) (bis zu 30 ppm) günstig.

Mit Erreichen normotensiver pulsatiler Blutdruckwerte unter adäquater Füllung des Herzens wird der Fluss der Herz-Lungen-Maschine schrittweise reduziert und diese schließlich abgestellt. Nach venöser Dekanülierung erfolgt bei stabilen Kreislauf-

1.5 · Beendigung der extrakorporalen Zirkulation

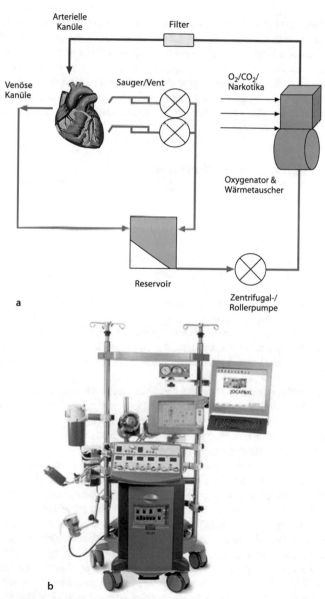

Abb. 1.2 Prinzip der Herz-Lungen-Maschine. **a** Schematisch **b** Gerät

verhältnissen die Heparinantagonisierung durch Protamin, zumeist im Verhältnis 1:1. Das Protamin wird dabei langsam appliziert, um einer sog. Protaminreaktion, die sich in einer lebensbedrohlichen pulmonalen Vasokonstriktion und einem ausgeprägten Lungenödem äußern kann, vorzubeugen. Darüber hinaus wird versucht, das in der Herz-Lungen-Maschine noch vorhandene Blut über die arterielle Kanüle zu retransfundieren, wenn nötig unter medikamentöser Vasodilatation. Nach arterieller Dekanülierung wird das übrig gebliebene Blut im CellSaver® gewaschen und durch den Anästhesisten retransfundiert.

1.6   Probleme/Komplikationen

Sie können sich seitens der Kanülen bzw. Schlauchsysteme, der Heparinisierung und bei unerwarteten kardialen Befunden ergeben.

Die aortale Kanülierung ist zumeist problemlos möglich. Eine dünne Aortenwand kann aber einreißen, bei atherosklerotisch veränderter Aortenwand (hohe Korrelation mit Carotisstenose und pAVK!) kann es zu Kalkembolien, im schlimmsten Fall zu einer Aortendissektion kommen. In einigen Institutionen wird daher bei ausgeprägter Atherosklerose ein epiaortaler Ultraschall durchgeführt und eine Punktionsknaüle verwendet. In der Koronarchirurgie kann alternativ auch auf ein Offpump-Verfahren ausgewichen werden. Luftembolien können durch eine sorgfältige Entlüftung der Aortenkanüle verhindert werden. Bei Reoperationen ist die Sicherung des arteriellen Zugangs vordringlich, um bei präparationsbedingten Blutungskomplikationen vor der Institution der extrakorporalen Zirkulationen das über die Sauger aufgefangene Blut unmittelbar retransfundieren zu können.

Eine Kanülierung der rechten Arteria subclavia kann bei tiefer Lage schwierig sein, wobei die Vene und auch der Plexus brachialis verletzt werden können. Unter der extrakorporalen Zirkulation kann es zu einer Hyperperfusion des rechten Arms mit Überwärmung und Schwellung kommen, welche mit einem »Banding« der Arteria subclavia distal der Anastomose am besten zu beheben ist.

Die Einlage venöser Kanülen kann bei zerreißlicher Wandqualität (untere Hohlvene!), ebenso wie das Anschlingen derselben (Verletzung der V. azygos!), zu erheblichen Blutungen führen. Gelangt dabei zu viel Luft in den venösen Schenkel, entsteht ein Luftblock, d. h. das venöse Blut fließt nicht ab, und die Herz-Lungen-Maschine bleibt stehen. Eine schnelle Entlüftung ist notwendig, z. B. durch Kopftieflage, Kompression der Leber oder Initiierung eines Sogs. Durch Fehllage der unteren Kanüle in einer Lebervene kann eine schlechte oder ungenügende Dränage entstehen, die sich postoperativ in einer Enzymerhöhung zeigt. Bei einer persistierenden linksseitigen oberen Hohlvene kann dort eine zusätzliche venöse Kanüleneinlage notwendig werden, insbesondere wenn keine V. brachiocephalica angelegt ist. Darüber hinaus kann die rechtsseitige obere Hohlvene hierbei hypoplastisch sein.

Kommt es unter der extrakorporalen Zirkulation zu einer Überdehnung des linken Ventrikels, liegt zumeist eine Aortenklappeninsuffizienz vor. Ein identisches Bild kann aber auch durch einen offenen Ductus Botalli verursacht werden. Zunächst empfiehlt es sich, das Herz manuell zu komprimieren, evtl. kann auch die Herz-Lungen-Maschine kurz angehalten werden. Balloniert das Herz erneut, empfiehlt sich eine schnelle Venteinlage, am besten durch die Herzspitze. Auch eine Flussreduktion ist möglich. Unter Umständen sollte die Aorta schnell abgeklemmt und intrakoronar oder retrograd Kardioplegielösung appliziert werden.

Ein Abfall des Perfusionsdrucks unter Gabe von Kardioplegielösung ist normal. Kann aber nach Beendigung derselben kein adäquater Perfusionsdruck erzeugt werden, müssen Vasopressoren, z. B. Noradrenalin, eingesetzt werden.

Zeigt das Herz beim Abgehen von der Herz-Lungen-Maschine nur unter einer (relativ) hohen Katecholamindosierung eine ausreichende Kontraktilität, ist die transösophageale Kontrolle der Pumpfunktion und der Füllung des Herzens sinnvoll. Alternativ kann die Einlage eines linksatrialen Katheters erfolgen. Gegebenenfalls ist die Insertion einer Intraaortalen Ballonpumpe oder eines ECMO-Systems notwendig (▶ Kap. 7). Führen die Katecholamine zu einer pulmonalen Hypertension, können sie über den linksatrialen Katheter appliziert und das rechte Herz durch Prostaglandine oder eine NO-Inhalation entlastet werden.

Einer diffusen Blutungsneigung nach Beendigung der extrakorporalen Zirkulation kann durch Gabe von Blutkonserven, Frischplasmen, Thrombozytenkonzentraten und Gerinnungsfaktoren entgegengewirkt werden. Seit der Einsatz des Fibrinolysehemmers Aprotinin (Trasylol®) nicht mehr möglich ist, werden vielerorts e-Aminocapronsäuree und Transexamsäure verwendet, die jedoch weniger effektiv sind. Bei anhaltenden großen Dränageverlusten empfiehlt es sich, das Blut in einem Reservoir zu sammeln und mit dem CATS-System® unmittelbar zu waschen und zu retransfundieren – eine der wenigen Maßnahmen, die auch von den Zeugen Jehovas akzeptiert wird.

Literatur

Bigelow WG, Lindsay WK, Greenwood WF (1950) Hypothermia – its possible role in cardiac surgery: an investigation of factors governing survival in dogs at low body temperatures. Ann Surg 132: 849-864

Brukhonenko S (1929) Circulation artificielle du sang dans l'organisme entier d'un chien avec coeur exclu. J Physiol Path Gen 27: 257-272

Calafiore AM, Teodori G, Mezzetti A, Bosco G, Verna AM, Di Giammarco G, Lapenna D (1995) Intermittent antegrade warm blood cardioplegia. Ann Thorac Surg 59: 398-402

Effler DB, Groves LK, Sones FM, Kolff WJ (1956) Elective cardiac arrest in open heart surgery. Report of three cases. Cleveland Clin Quart 23: 105-114

Follette DM, Mulder DG, Maloney JV, Buckberg GD (1978) Advantages of blood cardioplegia over continuous coronary perfusion or intermittend ischemia. Experimental and clinical study. J Thorac Cardiovasc Surg 76: 604-619

Frey M von, Gruber M (1885) Untersuchungen über den Stoffwechsel isolierter Organe. Ein Respirations-Apparat für isolierte Organe. Virchow's Arch. Physiol. 9: 519-532

Gebhard MM, Bretschneider HJ, Gersing E, Preusse CJ, Schnabel PA, Ulbricht LJ (1983) Calcium-free cardioplegia--pro. Eur Heart J 4 Suppl H: 151-160

Gibbon JHJR (1954) Application of a mechanical heart and lung apparatus to cardiac surgery. Minn. Med. 37: 171-180

Hattersley PG (1966) Activated coagulation time of whole blood. JAMA 196: 436-440

Hearse DJ, Stewart DA, Braimbridge MV (1976) Cellular protection during myocardial ischemia: the development and characterization of a procedure for the induction of reversible ischemic arrest. Circulation 54: 193-202

Koster A, Dyke CM, Aldea G, Smedira NG, McCarthy HL, Aronson S, Hetzer R, Avery E, Spiess B, Lincoff AM (2007) Bivalirudin during cardiopulmonary bypass in patients with previous or acute heparin-induced thrombocytopenia and heparin antibodies: results of the CHOOSE-ON trial. Ann Thorac Surg 83: 572-577

Lam CR, Geoghegan T, Lepore A (1955) Induced cardiac arrest for intracardiac surgical procedures; an experimental study. J Thorac Surg 30: 620-625

Lewis FS, Taufic M (1953) Closure of atrial septal defects with the aid of hypothermia: experimental accomplishments and the report of one successful case. Surgery 33: 52-59

Lillehei CW, Dewall RA, Gott VL, Varco RL (1956) The direct vision correction of calcific aortic stenosis by means of a pump-oxygenator and retrograde coronary sinus perfusion. Dis Chest 30: 123-132

Melrose DG, Dreyer B, Bentall HH, Baker JB (1955) Elective cardiac arrest. Lancet 269: 21-22

Shumway NE, Lower RR, Stofer RC (1959) Selective hypothermia of the heart in anoxic cardiac arrest. Surg Gynecol Obstet 109: 750-754

Wahlberg JA, Love R, Landegaard L, Southard JH, Belzer FO (1987) 72-hour preservation of the canine pancreas. Transplantation 43: 5-8

Koronarchirurgie

Christof Schmid

C. Schmid, *Leitfaden Erwachsenenherzchirurgie*,
DOI 10.1007/978-3-642-34589-0_2, © Springer-Verlag Berlin Heidelberg 2014

Die aortokoronare Bypassoperation wurde in den Jahren 1967 und 1968 entwickelt, wobei die größte Pionierleistung Favaloro (1969) zugesprochen wird, auch wenn er nicht der Erste war, der eine solche Operation durchführte. Schon 1951 berichteten Vineberg u. Miller (1951) über eine Implantation der linken A. thoracica interna in das Myokard. Nachdem Sones (Sones u. Shirey 1962) 1958 die Möglichkeit der Koronarangiographie gezeigt hatte und damit Koronarstenosen exakt lokalisiert werden konnten, wurde die direkte Myokardrevaskularisation Wirklichkeit. Goetz anastomosierte 1960 eine rechte A. thoracica interna mit der rechten Koronararterie (RCA) mit Hilfe eines Tantalumrings (Goetz et al. 1961). 1964 wurde der erste genähte Venenbypass durch Garrett et al. (1973) in Houston vorgenommen und, weitgehend unerkannt, auch der erste Bypass mit einer Anastomose zwischen der A. thoracica interna und dem R. interventricularis anterior durch Kolesov (Kolesov u. Potashov 1965) in Leningrad angelegt.

In Deutschland wurden 2011 etwa 42000 isolierte Koronarrevaskularisationen durchgeführt, davon aber nur 15 % ohne Herz-Lungen-Maschine. Seit die Koronarrevaskularisation ohne Herz-Lungen-Maschine jedoch adäquat vergütet wird, ist ihr Anteil in einigen Kliniken auf 50 % und mehr angestiegen. Die Eingriffe ohne extrakorporale Zirkulation werden wie auch die Operationen über kleine Schnitte (mit und ohne Herz-Lungen-Maschine) als minimalinvasiv bezeichnet.

2.1   Anatomie/Pathologie

Die beiden Koronararterien entspringen normalerweise aus dem linken und rechten Sinus valsalva der Aorta ascendens und können sehr unterschiedlich ausgeprägt sein. Entsprechend der Versorgung des posterioren Septums durch einen R. interventricularis posterior werden ein Linkstyp, ein Rechtstyp (mit 85–90 % am häufigsten) und ein Indifferenztyp unterschieden. Der R. interventricularis anterior (RIVA) und seine Diagonaläste und die RCA, evtl. mit rechtsseitigen Posterolateralästen, sind auf ganzer Länge chirurgisch angehbar, sofern die Gefäße nicht intramural verlaufen. Der R. circumflexus (RCX) liegt im Sulcus atrioventricularis und ist dort für den Chirurgen kaum zu erreichen. Lediglich seine Marginaläste können gut dargestellt werden.

Koronarstenosen können funktionell oder fixiert sein. Funktionelle Stenosierungen entstehen bei Muskelbrücken (tiefer intramuraler Verlauf), die sich fast ausschließlich über dem RIVA finden, und dort bevorzugt im mittleren Drittel. Fixe Stenosen sind in der Regel durch eine Atherosklerose bedingt. Deren Hauptrisikofaktoren sind Nikotin, Hypercholesterinämie, Hypertonie, Adipositas und Diabetes mellitus. In seltenen Fällen treten Myokardinfarkte während einer Schwangerschaft auf, vor allem im 3. Trimenon und puerperal, wobei etwa 40 % der Frauen keine klassischen Risikofaktoren aufweisen. Ursachen sind vermutlich Koronarspasmen und eine Hyperkoagulabilität.

> ◘ **Tab. 2.1** Koronarstenosegraduierung modifiziert nach AHA/ACC (Ryan et al. 1990; Nicks et al. 1970)

Typ	Charakteristika
A	Umschrieben (< 1 cm), konzentrisch, glatte Kontur, entfernt von Ostium oder Seitenastabgang, kein oder wenig Kalk, kein Thrombus
B	Tubulär (1–2 cm), exzentrisch, irreguläre Kontur, Ostiums- oder Bifurkationsstenose, Verkalkungen, sichtbarer Thrombus (B1: ein Kriterium, B2: mehrere Kriterien)
C	Diffus (> 2 cm), starke Schlängelung, Einbeziehung eines Seitenasts; veränderter Bypass, Gefäßverschluss

Das Ausmaß der Atherosklerose wird anhand der American Heart Association/ American College of Cardiology Klassifikation (AHA/ACC) (Ryan et al. 1990) in die Typen A, B und C eingeteilt (◘ Tab. 2.1). Diese Klassifikation berücksichtigt die angiographische Erscheinungsform, die Erfolgschancen einer perkutanen transluminalen koronaren Angioplastie (PTCA) und auch deren Komplikationsraten. Eine Hauptstammstenose ist Ausdruck einer starken generalisierten Atherosklerose und mit einer höheren Inzidenz an Carotisstenosen assoziiert. Jeder 3. Patient mit einer koronaren Herzerkrankung und einer Carotisstenose weist eine Hauptstammstenose auf, ansonsten nur jeder 7. Andererseits haben 30–50 % aller Patienten mit einer Hauptstammstenose auch eine Carotisstenose (normalerweise nur 20 %).

2.2 Operationsindikation

Bei der Indikationsstellung zur operativen Koronarrevaskularisation konkurrieren die chirurgischen Verfahren mit der PTCA, wobei die einschlägigen Leitlinien oft nicht ausreichend beachtet werden. Mittlerweile besteht die Empfehlung, die Entscheidungsfindung zur koronaren Revaskularisation auf eine grundsätzlich multidisziplinäre Basis zu stellen, in dem sog. »Heart Teams« gebildet werden. Darüber hinaus wird zunehmend der Nachweis einer hämodynamischen Relevanz gefordert, da PTCAs bei irrelevanten Stenosen das Langzeitrisiko erhöhen und bei der Bypasschirurgie mit einem erhöhten Risiko von Bypassverschlüssen gerechnet werden muss.

Die allgemeine Behandlungsindikation bei einer koronaren Herzerkrankung gründet sich auf die Koronarmorphologie, auf die klinische Symptomatik oder auf die Prognose des Befundes. Die klassische chirurgische Indikation bestand bei koronarangiograpisch gesicherten Koronarstenosen bei über 70 % sowie bei einer Hauptstammstenose bei über 50 %. Gemäß den ESC-Leitlinien von 2012 (European Society of

Cardiology) (◨ Tab. 2.2) ist nun eine Behandlungsindikation beim symptomatischen Patienten bei jedweder Koronarstenose > 50 %, welche medikamentös nicht beherrscht werden kann, sowie bei Dyspnoe/Herzinsuffizienz und einer > 10 %igen LV-Ischämie im Versorgungsgebiet des stenosierten Koronargefäßes, gegeben. Aus prognostischen Gründen sollte bei einer Hauptstammstenose > 50 %, einer proximalen RIVA-Stenose > 50 %, einer 2- oder 3-Gefäßerkrankung mit eingeschränkter LV-Funktion, einer >10 %igen LV-Ischämie und einem einzelnen offenen Koronargefäß mit > 50 % Stenose eine Revaskularisation erfolgen. Der chirurgischen Koronarrevaskularisation wird in fast allen Fällen der Vorzug gegeben, da die Langzeitergebnisse besser sind. Lediglich bei 1- oder 2-Gefäßerkrankungen ohne Beteiligung des proximalen RIVAs wird eine PTCA empfohlen (Wijns et al. 2010). Weitere Operationsindikationen ergeben sich aus nicht interventionell angehbaren Stenosen und Gefäßverschlüssen, aus Restenosen nach PTCA sowie aus Koronaraneurysmen und evtl. auch aus Koronarfisteln.

Risiko-Scores sind als Entscheidungshilfe zu sehen, nicht aber zur Berechnung des individuellen Patientenrisikos. In der Koronarchirurgie haben sich der Euro-Score (European System for Cardiac Operative Risk Evaluation) und der STS-Score (Society of Thoracic Surgeons) mittlerweile etabliert. Es ist dabei jedoch zu beachten, dass der Euro-Score eine 3-fach zu hohe 30-Tage-Sterblichkeit angibt. Wesentlich genauer ist der so genannte Logistische Euroscore, insbesondere bei Hochrisikopatienten. Jedoch hat sich dieser bislang nicht überall durchgesetzt, da dessen Kalkulation wesentlich komplexer ist. Der Syntax-Score ist ein unabhängiger Prädiktor für das PTCA-Risiko, nicht jedoch für die koronare Bypasschirurgie (Neumann et al. 2012).

Voraussetzungen für eine chirurgische Versorgung sind eine Erreichbarkeit des Koronargefäßes (intramuraler Verlauf!), ein Koronardurchmesser > 1 mm, ein vitales Versorgungsgebiet und ein ausreichender Abfluss dahin. Multiple Stenosen und starke Verkalkungen können eine Bypassanlage wenig sinnvoll oder technisch unmöglich machen, es sei denn, sie können mit Hilfe einer Endarteriektomie überwunden werden.

Problematisch bei der Indikationsstellung ist bisweilen der optimale Zeitpunkt der Operation nach einem Myokardinfarkt bzw. nach einer Lysetherapie. Innerhalb der 6-h-Grenze ist eine Revaskularisation wie bei allen vaskulären Verschlüssen möglich, danach ist sie mit einer deutlich höheren Letalität assoziiert. Bei kleinen Myokardinfarkten (Non Q-wave, Nicht-ST-Strecken-Hebungs-Myokardinfarkt (NSTEMI), niedrige Serumkreatinkinase) kann unmittelbar eine Koronarrevaskularisation vorgenommen werden. Bei größeren Infarkten ist das Risiko höher, insbesondere wenn die LV-Funktion erheblich kompromittiert wurde. Zurückhaltende Chirurgen warten bei schweren Infarkten 2–4 Wochen. Eine Interpretation des Markers Troponin kann bisweilen sehr schwierig sein, da auch eine schwere Angina pectoris und eine Niereninsuffizienz zu einer deutlichen Erhöhung des Messwerts führen können.

Bei der Indikationsstellung muss auch der komparative Nutzen des Eingriffs gesehen werden. Bei einer 3-Gefäß-Erkrankung besteht ohne Operation eine nur 50 %ige

◘ Tab. 2.2 Indikation zur Koronarrevaskularisation: Operativ versus PTCA

Bevorzugte Versorgung	Operativ Evidenzklasse	PTCA Evidenzklasse
1- oder 2-Gefäß-KHK ohne prox. RIVA-Stenose	IIb	IC
1- oder 2-Gefäß-KHK mit prox. RIVA-Stenose	I	IIa
3-Gefäß-KHK, mit PCI versorgbar, Syntax[a]-Score ≤ 22	I	IIa
3-Gefäß-KHK, mit PCI versorgbar, Syntax-Score > 22	I	Nicht empfohlen
Hauptstammstenose (HSS) Ostium, prox. / distale Bifurkation	I	IIa/IIb
HSS und 2- oder 3-Gefäß-KHK, Syntax-Score ≤ 32	I	IIb
HSS und 2- oder 3-Gefäß-KHK, Syntax-Score > 32	I	Nicht empfohlen

[a] berücksichtigt weder die Patientencharakteristiken noch die Behandlungsstrategie, sondern lediglich die Koronaranatomie. Werte 0–83; niedrig 0–22, intermediär 23–32, hoch>33

Überlebenswahrscheinlichkeit in fünf Jahren, sodass bei einem durchschnittlichen Risiko von etwa 3 % eine Operation sicherlich indiziert ist. Im Gegensatz dazu ist die Lebenserwartung bei einer isolierten Stenose des RCA oder RCX bei normaler Gefäßdominanz meist nicht wesentlich eingeschränkt. Die Operation verbessert hierbei lediglich die Lebensqualität.

2.3 Operationsverfahren

Das Prinzip der koronaren Bypassoperation besteht darin, die erkrankten Koronargefäße distal ihrer Stenose mit einem Bypass zu versorgen. Bei mehrfachen Stenosen wird versucht, im wichtigsten Bereich des Koronargefäßes oder über eine Stenose hinweg eine Gefäßanastomose anzulegen, in seltenen Fällen erfolgen auch zwei Bypassanastomosen am selben Koronargefäß.

Koronare Bypassoperationen können heutzutage mit und ohne extrakorporale Zirkulation durchgeführt werden. Der Gebrauch der Herz-Lungen-Maschine ist als Standard mit niedriger bzw. definierter Letalität anerkannt und bildet die Grundlage der Koronarrevaskularisation in nahezu allen herzchirurgischen Zentren. Eingriffe ohne extrakorporale Zirkulation sind nicht allerorts als gleichwertig anerkannt und werden daher auch nicht von allen Chirurgen durchgeführt. Hauptkritikpunkt ist die Frage, ob die Anastomosen am schlagenden Herzen mit gleicher Qualität wie am kardioplegisch stillgestellten Herzen durchgeführt werden können, da die Operationen technisch anspruchsvoller sind, insbesondere bei Bypassanlagen im posterolateralen Bereich.

Als Bypassgefäße wurden über viele Jahre hinweg bevorzugt Venen aus dem V.-saphena-magna-Gebiet benutzt, die einfach zu entnehmen und zu anastomosieren sind. Nach zehn Jahren sind jedoch 50 % der Venenbypässe verschlossen. Daher hat sich die Verwendung der linken A. thoracica interna (LITA) seit Jahren durchgesetzt. Diese weist im Langzeitverlauf nahezu keine Intimahyperplasie oder Atherosklerose auf, nach zehn Jahren sind noch etwa 90 % der Anastomosen durchgängig (Loop et al. 1986). Die A. thoracica interna ist eine Arterie vom elastischen Typ. Ihr proximaler Abschnitt ist nach Eröffnen der Pleura zumeist gut sichtbar, während das mittlere Drittel von Fettgewebe und das distale Drittel von Muskulatur bedeckt ist. Sie wird von zwei Venen begleitet und gibt zahlreiche Seitenäste zu den Interkostalarterien ab. Die LITA wird typischerweise mit dem RIVA anastomosiert, kann aber auch Diagonal- und Marginaläste versorgen. Seitliche Anastomosen anderer Bypassgefäße (T-Grafts) sind zumeist problemlos möglich, da die A. thoracica interna proximal einen ausreichenden Durchmesser aufweist und in ihrem Fluss nicht limitiert ist, sondern sich adaptieren kann. Dies kann allerdings bei hohem kompetitivem Fluss auch zu einer Atrophie und Obliteration des Gefäßes führen. Eine Verwendung als freies Transplantat ist ebenfalls möglich, hierbei kann aber die proximale (aortale) Anastomose bei geringem Kaliber und atherosklerotisch veränderter Aorta problematisch sein. In solchen Situationen empfiehlt es sich, einen kleinen Venenflicken in die Aorta einzunähen und daran die A. thoracica interna zu anastomosieren oder sie huckepack auf eine Bypassvene zu setzen.

Mittlerweile wird von einigen Chirurgen das Konzept der vollständigen arteriellen Revaskularisation verfolgt. In erster Linie wird zusätzlich die rechte A. thoracica interna (RITA) präpariert, die zumeist weiter medial verläuft und sich früher aufteilt. Sie kann bei genügender Länge mit nahezu allen Koronargefäßen proximal anastomosiert werden, lediglich für den R. interventricularis posterior (RIVP) ist sie häufig zu kurz. Sie kann auch als freies Transplantat entnommen und mit ihrem proximalen Ende im Sinne eines T-Grafts mit der LITA anastomosiert werden, wodurch alle Marginaläste und der RIVP sequentiell anschließbar sind. Alternativ kann die RITA nur zur Versorgung des proximalen Marginalastbereichs verwendet und hierfür hinter der Aorta und der Pulmonalarterie durch den Sinus transversus (und ggf. sogar auch hinter der oberen Hohlvene) geführt werden. Für eine Reoperation ist der retroaortale RITA-Verlauf allerdings komplikationsträchtiger. Eine Entnahme beider Aa. thoracicae internae ist bei schlecht eingestellten Diabetikern problematisch, da bei ihnen eine erhöhte Inzidenz an Wundheilungsstörungen nachgewiesen wurde. Inwieweit eine Skelettierung der Aa. thoracicae hinsichtlich der Wundheilungsstörungen vorteilhaft ist, kann noch nicht ermessen werden. Auch die Radialarterien finden zunehmend Verwendung. Bei diesen handelt es sich um Gefäße vom muskulären Typ, deren Leitstruktur der M. brachioradialis ist, der direkt unter der Faszie bzw. der Subkutis liegt und die proximalen ⅔ des Gefäßes bedeckt (Reyes et al. 1995). Auch die Radialarterien werden jeweils von zwei Venen begleitet und geben zahlreiche Seitenäste in die Muskulatur ab. Um keine Ischämie der Hände zu riskieren, sollte vor ihrer Entnahme ein Allen-Test (Cable et al. 1999) durchgeführt werden. Dabei werden beide Unterarmgefäße, d. h. Radial- und Ulnararterie, unter wiederholtem Faustschluss abgedrückt. Nach Freigabe der Ulnarperfusion muss binnen weniger Sekunden (Cut-off wird kontrovers diskutiert) eine Rosafärbung von Hand und Fingern erfolgen (negativer Allen-Test). Ist dies nicht der Fall, sollte eine andere Untersuchungsmethode z. B. mit Ultraschall durchgeführt werden, andernfalls ist eine Entnahme der Radialarterie kontraindiziert. Auch eine Angiographie ist möglich, jedoch kann auch diese falsche Ergebnisse liefern. Eine minimalinvasive Entnahme der A. radialis unter Verwendung von Videooptiken ist möglich, wird jedoch kaum praktiziert. Eine Verwendung der A. epigastrica inferior und der A. gastroepiploica ist ebenfalls möglich, erfolgt aber nur noch selten. Gründe dafür liegen im kleinen Kaliber, der Notwendigkeit eines Zweihöhleneingriffs und den schlechteren Langzeitergebnissen (nach zehn Jahren sind nur etwa 60 % der Anastomosen durchgängig).

Alle arteriellen Gefäße können entweder geschützt und gemeinsam mit den Begleitvenen in einem Pedikel (mit und ohne Faszie) oder als freies Gefäß (ohne Begleitvenen) präpariert werden. Als freies Gefäß sind die normalerweise geschlängelt verlaufenden Aa. thoracicae länger, aber auch leichter zu verletzen. Daher werden zur Skelettierung arterieller Gefäße bisweilen ein Ultraschallmesser oder eine feine Schere gegenüber einem Elektrokauter bevorzugt. Ein bedeutsamer Vorteil der Skelettierung der Aa. thoracicae liegt darin, dass die Gefäße besonders gut extrapleural präpariert werden können. Dadurch wird das Lungengewebe vor Verletzungen geschützt, und die postoperative respiratorische Funktion ist (zumindest theoretisch) weniger kompromittiert. Bei sehr alten Patienten, die aufgrund der eingeschränkten Lebenserwartung keinen Vorteil von weiteren arteriellen Blutleitern haben, und in Notfallsituationen ist eine komplette arterielle Revaskularisation nicht sinnvoll bzw. sollten zeitaufwändige Präparationen unterbleiben.

Eine Venenentnahme erfolgt fast immer an der V. saphena magna, da die V. saphena parva aufgrund ihrer dorsalen Lage nur mühsam zu erreichen ist. Das gewünschte Venensegment kann über einen Schnitt auf ganzer Länge, über mehrere kleine Inzisionen und auch videoskopisch entnommen werden. Große Schnitte sind hierbei nicht nur kosmetisch nachteilig, sie führen auch bei adipösen Patienten vermehrt zu Wundheilungsstörungen, insbesondere am Oberschenkel. Seitenäste können ligiert oder mit Clips versorgt werden. Größere Seitenäste können auch auf 5–10 mm erhalten werden, um daran nachfolgend eine Koronaranastomose anzulegen. Variköse Gefäße sollten – wenn möglich – verworfen werden.

Die optimale Anzahl der Bypässe ist umstritten. Auch wenn schon 10 Bypässe und mehr bei einem Patienten angelegt worden sind, wird die Versorgung aller Hauptäste mit je einem Bypass, d. h. 3–4 Bypässe, häufig als ausreichend angesehen. Ob sich weitere Bypässe vorteilhaft auswirken, ist bislang nicht bewiesen, zumal bei sehr kleinen Koronargefäßen das Risiko eines Bypassverschlusses bzw. eines Anastomosenproblems erheblich ansteigt. Die Messung der fraktionellen Flussreserve bei der Herzkatheteruntersuchung könnte jede sinnvolle Bypassanlage identifizieren, wird aber bislang nur selten eingesetzt.

2.3.1 Koronarchirurgie mit Herz-Lungen-Maschine

Beim Standardverfahren erfolgen eine mediane Sternotomie und der Anschluss der Herz-Lungen-Maschine über die Aorta ascendens und den rechten Vorhof (2-Wege-Kanüle). Alternativ kann eine femorale Kanülierung erfolgen, in Verbindung mit einer Sternotomie oder auch mit einem kleinen anterolateralen Zugang. Vereinzelt werden auch Techniken favorisiert, bei denen eine Kanüle über den kleinen Zugang und die andere femoral eingebracht wird.

Nach Anschluss der extrakorporalen Zirkulation kann die Koronarrevaskularisation am schlagenden, flimmernden (mit und ohne Aortenklemme) oder am kardioplegisch stillgestellten Herzen erfolgen. Letzteres ist am meisten verbreitet, wobei mannigfaltige Kardioplegiekonzepte angewandt werden. Bei einfachen Fällen genügt sicherlich eine Einzeldosis antegrad verabreichter Kardioplegielösung, wogegen bei hochgradigen proximalen Stenosen und schlechter linksventrikulärer Pumpfunktion das Vorgehen sehr uneinheitlich ist. Mancherorts wird eine retrograde Gabe von Blutkardioplegielösung, kontinuierlich oder intermittierend, appliziert, während andernorts auch hierbei eine antegrade Einmalgabe von Bretschneiderlösung genügt. Auch eine Kombination von ante- und retrograder Kardioplegie ist möglich (▶ Abschn. 1.3).

Die Exposition der Koronargefäße und die damit verbundene Luxation des Herzens kann auf verschiedene Weise erfolgen. Für den Chirurgen ist es am angenehmsten, wenn kein Assistent an seiner Seite stehen muss. Daher platziert man den Helfer auf der linken Seite des Patienten, wenn auf eine helfende Hand nicht verzichtet werden soll. Mit Hilfe eines retrokardialen Bauchtuchs kann das Herz angehoben werden. Es wird dann vom Assistenten mit Hilfe einer Kompresse oder Baumwollhandschuhen in der gewünschten Position gehalten. Alternativ wird eine ausgezogene Kompresse oder ein sogenannter Streifen zwischen den Hohlvenen von rechts hinter dem Herzen durchgezogen und das Herz damit stabilisiert. Zur Versorgung der rechten Koronararterie kann das Herz gelegentlich auch mit Hilfe einer Satinski-Klemme luxiert werden, die rechtsventrikuläres epikardiales Fettgewebe fasst. Bei ausgeprägter oberflächlicher Verfettung können aufspannende Haltenähte im Bereich der geplanten Anastomosen nützlich sein.

Das Koronargefäß wird mit einer spitzen Klinge eröffnet und die Inzision mit einer Pott'schen Schere auf die geplante Anastomosenlänge erweitert. Die Anastomosen am Bypassgefäß können längs oder quer, kurz oder lang, einzeln (End-zu-Seit) oder sequenziell (Seit-zu-Seit und End-zu-Seit) und in Verbindung mit einer Endarteriektomie erfolgen. Die Orientierung bzw. die Anlage des Fußpunkts und die Nahtrichtung sind bei sauberer Operationstechnik nachrangig, ebenso die Kombination der Anastomosen eines Sequenzialbypasses, solange die Bypassgefäße knick- und spannungsfrei liegen. Bei Einzelbypässen wirkt sich ein proximaler Verschluss der Vene nicht so dramatisch aus wie bei einem Sequenzialbypass. Allerdings wird durch die Einzelbypässe sehr viel mehr Bypassmaterial verbraucht, und die Flussrate in den Einzelbypässen ist geringer. Bei schwierigen Gefäßverhältnissen, z. B. ausgedehnten Verkalkungen, bieten lange Anastomosen eine größere Sicherheit. Arterielle Bypassgefäße lassen sich zur Verlängerung zu kurzer Gefäße, wie z. B. einer RITA, aber auch End-zu-Seit im Sinne sogenannter T-Grafts kombinieren. Normkalibrige Venen eignen sich in der Regel gut für Seit-zu-Seit-Anastomosen, d. h. für die Anlage eines Sequenzialbypasses. Bei kleinen Bypassvenen empfiehlt es sich, Anastomosen über einen Seitenast der Vene anzulegen, um Stenosen im Anastomosenbereich zu vermeiden. Auf variköse Venen sollte, sofern möglich, verzichtet werden. Der Nutzen einer Ummantelung dieser Gefäße ist nicht hinreichend belegt. Als Nahtmaterial kann ein monofiler 7-0- oder 8-0-Faden verwendet werden. Bei der Anlage der Anastomosen können kleine Sonden (Bougies) eingelegt werden, mit denen das Abflussgebiet des Koronargefäßes sondiert und eine Offenheit der Anastomose garantiert werden können. Eine Dichtigkeitsprüfung der Anastomose und eine semiquantitative Abschätzung des Abflusses können bei freien Transplantaten mit Kardioplegielösung oder Indozyangrün erfolgen. Auch ein deutlicher Rückfluss über den Bypass ist ein Indiz für eine intakte Anastomose (evtl. aber auch für eine überflüssige Bypassanlage). Optimal ist eine quantitative Flussmessung in den Bypassgfäßen mit geeigneten Messgeräten. Bypassflüsse < 15 ml/min, ein Pulsatilitätsindex > 3,0-5,0 und ein Rückfluss > 2–3 % scheinen hierbei prognostisch ungünstig zu sein (Di Giammarco et al. 2006; Kim et al. 2005).

Die proximalen Anastomosen können während der Stillstandsphase oder nach Lösen der Aortenklemme über eine Satinsky-Klemme angelegt werden. Die Aorta wird inzidiert (oder das Kardioplegieloch vergrößert) und eine 6 mm große runde Öffnung ausgestanzt (bei arteriellen Bypassgefäßen ggf. auch nur 4 mm). Sich ablösende lokale Plaques können mit feinen Nähten fixiert werden. Die Bypassgefäße werden in einem leichten Bogen über die Pulmonalarterie oder den rechtsventrikulären Ausflusstrakts verlegt, gekürzt und mit einer fortlaufenden 5-0 oder 6-0 Prolenenaht anastomosiert. Bei ausgeprägten Verkalkungen in der Aorta ascendens empfiehlt es sich, die Anzahl der aortalen Anastomosen zu minimieren und diese noch in der Stillstandsphase anzulegen. Werden mehrere Einzelvenen als Bypassgefäße benutzt, können diese nebeneinander an der Aorta oder huckepack aufeinander anastomosiert werden. Am einfachsten ist es, die Bypassgefäße in einem leichten Bogen zu verlegen, da zu kurze Bypässe durch Spannung an der Anastomose zu einem frühzeitigen Verschluss führen und zu lange Bypassgefäße knicken können. In manchen Fällen ist es ratsam, das Bypassgefäß mit Fibrinkleber oder mit einer Naht am Epikard zu fixieren. Bei ausschließlicher Verwendung der in situ belassenen Aa. thoracicae internae ist natürlich keine aortale Anastomose notwendig.

2.3.2 Koronarchirurgie ohne Herz-Lungen-Maschine

Koronareingriffe ohne extrakorporale Zirkulation gehören zu den minimalinvasiven Eingriffen und haben den Vorteil, dass die Nebenwirkungen bzw. Gefahren der Herz-Lungen-Maschine entfallen und dadurch auch Patienten operiert werden können, bei denen das konservative Verfahren z. B. aufgrund eines Blutungsrisikos kontraindiziert ist (◘ Tab. 2.3). Prinzipiell bestehen zwei unterschiedliche Zugangsarten: Sternotomie und kleiner Zugang. Der Vorteil einer medianen Sternotomie ist, dass nahezu alle Koronaräste erreicht werden können, während kleine Zugänge zumeist nur die Revaskularisierung eines Koronargefäßes erlauben, dafür aber weniger traumatisch und kosmetisch vorteilhafter sind. Zur Versorgung des RIVA eignet sich eine 6–8 cm lange linksseitige anterolaterale Thorakotomie im 4. oder 5. Interkostalraum (MIDCAB), für die RCA eine partielle inferiore Sternotomie oder ein parasternaler Zugang, wobei der RIVP auch über einen subxiphoidalen Bogenschnitt erreicht werden kann. Die Marginaläste sind auf diese Weise nicht so einfach darstellbar. Spezielle Operationstechniken, bei denen alle Koronargefäße über eine kleine anterolaterale Thorakotomie ohne Herz-Lungen-Maschine versorgt werden, finden bei uns keine Anwendung.

Die Präparation der A. thoracica interna (ITA-) Gefäße ist bei einer Sternotomie identisch zum konventionellen Verfahren. Bei einem limitierten Zugang, z. B. einer linksseitigen anterolateralen Thorakotomie, ist die ITA-Präparation technisch anspruchsvoller und erfordert ein besonderes Instrumentarium. In der Regel wird die ITA unter direkter Sicht durch die Thorakotomie dargestellt, wofür ein spezieller Sperrer notwendig ist, der die Rippen anheben kann. Auf diese Weise kann die ITA-Präparation proximal zumeist bis in den Bereich des 1. oder 2. Interkostalraums, jedoch nur selten weiter kranialwärts präpariert werden (◘ Abb. 2.1). In wenigen Fällen kann dann ein proximal belassener großer Interkostalast zu einem Steal-Syndrom (Abfluss über den Interkostalast anstatt über die ITA) führen. Nur gelegentlich wird eine videoskopische Präparation über mehrere Ports durchgeführt. Sie ist aufwändiger, erlaubt aber eine vollständige Präparation der ITA.

Während durch den limitierten Zugang unmittelbar der Bereich des koronaren Zielgefäßes erreicht wird, muss das Herz nach kompletter Sternotomie erst in die

◘ Tab. 2.3 Bei Koronarrevaskularisation bevorzugte Operationsverfahren

Mit Herz-Lungen-Maschine	Ohne Herz-Lungen-Maschine (Offpump)
Schlechte Zielgefäße	Blutungsproblematik/Gerinnungsstörung
Intramuraler Koronarverlauf	Ischämieproblematik (pAVK, Karotisstenose)
Offene Endarteriektomie	Porzellanaorta
Großes Herz	Schlechte LV-Funktion
Zusatzeingriff	Einfache Stenosekonstellation (2-Gefäß-erkrankung mit RIVA und RCA)

richtige Lage gebracht werden. Dazu können linksseitig mehrere Perikardhaltenähte vom Mündungsbereich der linksseitigen Lungenvenen bis fast zur V. cava inferior angelegt werden, während auf der rechten Seite auf Perikardhaltenähte verzichtet wird. Durch dosierten Zug kann das Herz nach rechts luxiert und so der RIVA mit den Diagonalästen sowie die oberen Marginaläste erreicht werden. Für die Revaskularisation der Lateral- und Hinterwand ist eine apikale Saugglocke vorteilhaft, mit der das Herz gestreckt gehalten wird und so eine Kompromittierung des rechten Ventrikels vermieden werden kann. Andernfalls muss ggf. die rechte Pleura (senkrecht) inzidiert werden, um so mehr Platz für das luxierte Herz zu schaffen. Für die Hinterwandanastomosen wird der Patient in eine Trendelenburg-Position (Kopf tief, Beine hoch) gebracht und das Herz leicht angehoben, sodass die Herzspitze nach oben zeigt. Hierbei ist ein gutes anästhesiologisches Management, insbesondere eine dosierte Volumengabe, wichtig, um den Kreislauf stabil zu halten.

Die Koronaranastomose wird bei beiden Zugangsarten durch sog. Stabilisatoren erleichtert. Diese bestehen meist aus zwei Bügeln, die parallel zum Koronargefäß in der Anastomosenregion aufgesetzt werden und diese durch Druck und/oder Sog ruhig stellen (◘ Abb. 2.1). Der Einsatz bradykardisierender Medikamente, wie Esmolol oder Adenosin, ist heutzutage kaum noch notwendig. Die proximale RCA kann bisweilen ohne Stabilisator nur durch zwei Haltenähte stabilisiert werden. Durch Einlage eines Shunts werden ein Blutfluss aus dem eröffneten Koronargefäß und eine myokardiale Ischämie verhindert. Proximale und distale Drosseln (Tourniquetnähte) sind kaum noch notwendig. Kleinere Rückblutungen können mit einem Blower (gefilterte Luft oder CO_2) weggeblasen werden.

Die Koronargefäße werden im Prinzip wie bei den konservativen Operationstechniken anastomosiert. Allerdings kann das Auffinden des richtigen Koronargefäßes bei den kleinen Zugängen sowie bei einer ausgeprägten epikardialen Fettschicht oder einem intramuralen Verlauf schwierig, wenn nicht sogar unmöglich sein. Darüber

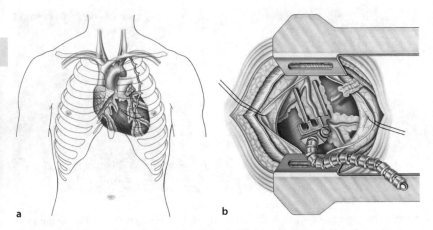

a   b

■ **Abb. 2.1** **(a)** Minimalinvasive Operation über eine kleine anterolaterale Thorakotomie **(b)** Das Koronargefäß wird im Anastomosenbereich mit einem Stabilisator ruhig gestellt

hinaus führen epikardiale Präparationen zu unangenehmen Sickerblutungen. Auch längerstreckige Endarteriektomien sind problematisch. Meist wird zunächst die RIVA-Anastomose angelegt und der Fluss darüber freigegeben, da dies relativ einfach zu bewerkstelligen ist und mutmaßlich einen großen Nutzen, auch für die weitere Operation, bringt. Die weitere Reihenfolge der Anastomosenanlage richtet sich nach der Koronarmorphologie. Bei Einzelbypässen folgt nach einer distalen Anastomose in der Regel unmittelbar die korrespondierende proximale Anastomose, damit das Myokard sofort von der Bypassanlage profitieren kann. Hierzu wird die Aorta ascendens wie beim konventionellen Verfahren mit einer kleinen Satinski-Klemme vorsichtig ausgeklemmt. Alternativ können auch hämostatische Versiegelungssysteme für klemmenfreie Anastomosen (z.B. Heartstring, Maquet®) verwendet werden. Es können auch die proximalen Anastomosen zuerst genäht werden, dies vermeidet ein mehrfaches Ausklemmen der Aorta ascendens. Entsprechend ist es beim Sequenzialbypass dann zweckmäßig, die distalste Anastomose zuletzt zu nähen.

Bei multimorbiden Patienten mit schwersten Koronarveränderungen kann es sinnvoll sein, nur das wichtigste Gefäß minimalinvasiv zu versorgen und anschließend die anderen Koronarstenosen unter dem Schutz des neuen Koronarbypasses zu dilatieren. Wenn der Eingriff in einem sogenannten Hybridsaal erfolgt, kann die PTCA unmittelbar nach der operativen Revaskularisation in gleicher Sitzung erfolgen.

2.4 Intraoperative Probleme/Komplikationen

Schwierigkeiten bei der Koronarrevaskularisation bereiten kleine, schwer verkalkte und nicht auffindbare Koronargefäße. Bei einem Gefäßkaliber < 1 mm ist eine Anastomose in der Regel nicht sinnvoll. Ist das Gefäß an der geplanten Anastomosenstelle schwer verkalkt, kann es proximal oder distal davon in nichtverkalkten Bereichen eröffnet und die Arteriotomie ggf. in den verkalkten Bereich hinein oder darüber hinweg verlängert werden. Ist das Koronargefäß auf größerer Länge extrem verkalkt und eine Anastomosenanlage nicht möglich, kann bei ausreichendem Kaliber eine Endarteriektomie durchgeführt werden. Die linke Koronararterie muss hierfür meist langstreckig eröffnet werden (offene Endarteriektomie), während an der rechten Koronararterie mit Hilfe des Dissektors häufig lange Kalkzylinder (Plaque) mit Verästelungen über eine kleine Arteriotomie herausgelöst werden können (weitgehend geschlossene Endarteriektomie). Eine evtl. vorhandene distale Endothellefze wird mit 8 0-Nähten fixiert, danach werden die Bypassgefäße entweder über eine lange Anastomose oder einen separaten autologen Venenflicken anastomosiert. Bei schwerster Verkalkung oder kompletter Stentversorgung des Koronargefäßes bis in die Peripherie kann eine Bypassanlage quasi unmöglich bzw. extrem risikoreich sein. Ist ein Koronargefäß nicht auffindbar, kann es u. U. von distal oder einem Seitenast kommend präpariert werden. Gelingt auch dies nicht und liegt kein proximaler Gefäßverschluss vor, wird notfalls die Aorta eröffnet und das Koronargefäß sondiert.

Bei einer schwer verkalkten Aorta kann das Abklemmen unmöglich sein. Unter diesen Umständen wird heutzutage versucht, die Koronarrevaskularisation ohne Herz-Lungen-Maschine (Offpump-Technik) durchzuführen. Ist die Verwendung einer extrakorporalen Zirkulation unumgänglich, wird entweder eine Femoralarterie oder der Truncus brachiocephalicus kanüliert und am schlagenden oder flimmernden Herzen operiert. Bei ausschließlich arterieller Revaskularisation sind (z. B. durch T-Grafts) aortale bzw. proximale Anastomosen vermeidbar. Werden auch Venenbypässe verwendet, können diese ggf. an den Truncus brachiocephalicus anastomosiert werden (unter Verzicht auf eine Kanülierung an dieser Stelle).

Bei den minimalinvasiven Eingriffen über eine kleine anterolaterale Thorakotomie kann es schwierig sein, das richtige Zielgefäß zu finden. Der Verlauf des RIVA lässt sich am sichersten anhand seines Ursprungs hinter dem linken Herzohr verifizieren, was allerdings bei einem intramuralen Verlauf oder ausgeprägter epikardialer Adipositas von nur begrenztem Nutzen ist. In solchen Fällen sind Fehlanastomosen auf Diagonaläste nicht selten. Die RCA ist dagegen zumeist einfach zu finden. Ausgedehnte Präparationen sind problematisch, da sie zu störenden Blutungen und auch zu einem Kammerflimmern führen können, weswegen diese Patienten stets mit externen Defibrillationselektroden versehen sein sollten.

Mangelndes oder schlechtes Bypassmaterial können eine Änderung der Revaskularisationsstrategie erfordern. Bei Verwendung arterieller Blutleiter können beliebige

T-Grafts konstruiert werden, auch Brückenbypässe und proximale Anastomosen an nicht veränderte Nativgefäße sind möglich. Bei dünnen oder varikösen Venen kann es u. U. besser sein, ein Hybridverfahren anzustreben, d. h. auf die Versorgung einer weniger bedeutsamen, aber gut dilatierbaren Koronarstenose zu verzichten und diese postoperativ interventionell zu behandeln.

Häufigste Komplikation ist die postoperative Myokardischämie, die anhand von ST-Hebungen, positivem Troponin T (Sensitivität 90 % nach 6 h, Spezifität nahezu 100 %) oder Troponin I (Sensitivität und Spezifität 95 % nach 6 h) und erhöhten Kreatinkinasewerten (CK-Werte) erkannt wird. Als pathologisch nach einer Koronaroperation gelten ST-Veränderungen > 1 mm (auch nicht ischämiebedingt möglich), Troponin T > 0,1 ng/ml, Troponin I > 0,6 ng/ml (abhängig vom verwendeten Test) und Kreatinkinasewerte >300–400 U/l mit einem CK-MB-Anteil > 10 %. Die Interpretation der Laborwerte ist allerdings immer im Zusammenhang mit dem Operationsverlauf zu sehen, da schwierige Operationsverhältnisse seitens der Myokardprotektion und der Anastomosenanlage erhöhte Werte erklären und gegen eine neue postoperative Myokardischämie sprechen können. Unter Würdigung aller Befunde kann eine Kontrollangiographie und ggf. auch eine PTCA durchgeführt werden. Sind keine Konsequenzen seitens einer Herzkatheteruntersuchung zu erwarten, wird der Perfusionsdruck angehoben und eine Vollheparinisierung angestrebt. Als hilfreich hat sich in dieser Situation die Implantation einer intraaortalen Ballonpumpe erwiesen.

2.5   Ergebnisse

Die 5-Jahres-Überlebensrate ist ohne Operation bei den 1-Gefäß-Erkrankungen (jedoch nicht beim RIVA-Befall) weitgehend normal (95 %) und liegt bei 2-Gefäß-Erkrankungen bei 75 %, bei 3-Gefäß-Erkrankungen und bei einer Hauptstammstenose bei etwa 50 %. Bei normaler Ejektionsfraktion liegt das 5-Jahres-Überleben bei etwa 90 %, bei einer Ejektionsfraktion von 30–50 % bei 75 %.

Die LITA-Anastomose mit dem RIVA ist der wichtigste Bypass. Er beugt am besten einer erneuten Angina pectoris bzw. einem erneuten Myokardinfarkt vor und führt zur niedrigsten Sterberate im Langzeitverlauf (Loop et al. 1986). Auch für die zusätzliche Verwendung der RITA konnte inzwischen ein Überlebensvorteil nachgewiesen werden, insbesondere bei Revaskularisation des Cx-Systems. Die Radialarterie scheint als Bypassgefäß gegenüber der RITA etwas unterlegen zu sein, jedoch ist ihre Verwendung prognostisch sicherlich deutlich besser als bei Anlage eines Venenbypasses. Die Bedeutung der Revaskularisation der anderen Koronargefäße (RCX und RCA) ist geringer, vermutlich wird dadurch mehr die Lebensqualität als die Letalität beeinflusst.

Das Risiko für einen perioperativen Myokardinfarkt liegt bei etwa 6 %, das Letalitätsrisiko zurzeit in Deutschland im Mittel bei 2,9 %. Nach misslungener PTCA (Risiko etwa 5 %) steigen die Risiken auf 25 % (Q-Zackeninfarkt) bzw. 5–10 % (Letalität).

Besonders erhöht ist das Operationsrisiko darüber hinaus bei Dialysepatienten und solchen mit einer Nierentransplantation, bei erheblich eingeschränkter linksventrikulärer Pumpfunktion und bei einer Reoperation.

Zehn Jahre nach Koronarrevaskularisation sind noch 50 % der Patienten frei von Angina pectoris, nach gleich langer medikamentöser Therapie jedoch nur 3 %. Die vermehrte Verwendung arterieller Blutleiter, insbesondere im linken Herzkranzsystem, scheinen die Langzeitergebnisse signifikant zu verbessern, während die minimalinvasiven Operationstechniken vermutlich keinen Einfluss darauf haben.

2.6 Komplikationen der koronaren Herzerkrankung (KHK)

Die Komplikationen einer koronaren Herzerkrankung (KHK) werden in Früh-und Spätkomplikationen unterteilt. In der Frühphase drohen bradykarde und tachykarde Herzrhythmusstörungen (Sinusbradykardie, AV-Überleitungsstörungen, ventrikuläre Tachykardien, Kammerflimmern/-flattern), eine Herzinsuffizienz mit Lungenödem und Schock sowie eine Myokardruptur mit Perikardtamponade, ein Ventrikelseptumdefekt und eine akute Mitralklappeninsuffizienz. Im Langzeitverlauf spielen neben den malignen Herzrhythmusstörungen die Entstehung eines Ventrikelaneurysmas, evtl. auch mit Thrombembolien, und seltener auch Perikarditiden eine chirurgisch relevante Rolle.

2.6.1 Myokardruptur

Die Myokardruptur ist eine seltene, jedoch lebensbedrohliche Komplikation nach einem Myokardinfarkt, sie entwickelt sich bei 1–3 % aller Infarktpatienten und ist für 8–17 % aller Infarkttodesfälle verantwortlich. Sie entsteht typischerweise innerhalb von fünf Tagen bei älteren hypertensiven Patienten, die ihren ersten Myokardinfarkt erleiden. Nur jeder 5. Patient hat zuvor bereits einen Myokardinfarkt erlitten. Am häufigsten kommt es zu einem Einriss an der linksventrikulären Lateralwand, rechtsventrikuläre Myokardrupturen sind extrem selten. Bei einem verklebten Perikard, z. B. nach einer Herzoperation, kann eine Myokardruptur ohne hämodynamische Konsequenzen bleiben, ansonsten entwickelt sich über eine Perikardtamponade ein dramatisches Low Output-Syndrom. Da die Diagnose zumeist nicht schnell genug gestellt wird und der klinische Verlauf fulminant ist, sind Myokardrupturen im chirurgischen Krankengut kaum zu finden.

Das Infarktareal kann reseziert und durch einen Dacronflicken ersetzt oder mit einem Perikardflicken und biokompatiblem Kleber abgedeckt werden. Das Resektionsverfahren hat den Nachteil, dass das infarzierte Myokard einer Naht wenig Widerlager bietet und ausgedehnten Resektionen potenziell noch vitales Gewebe zum Opfer fällt. Sie sind bei Beteiligung von Papillarmuskeln problematisch, und die Implantation großer Dacronflicken wird hämodynamisch schlecht vertragen. Besser ist daher das Aufnähen und Verkleben eines Perikardflickens, insbesondere bei Patienten mit sehr schlechter Pumpfunktion. Auch ist dies am schlagenden Herzen, d. h. ohne Verwendung der Herz-Lungen-Maschine, möglich. Allerdings ist die postoperative Letalität bei beiden Verfahren hoch, sie liegt bei 15–35 %. Neuerdings stehen auch Kleber und Vliese zur Verfügung, die sich zu einer schnellen und unkomplizierten Deckung der Rupturstelle (ohne Notwendigkeit einer Naht) eignen. Umfangreiche Erfahrungen liegen damit aber noch nicht vor.

2.6.2 Ventrikelseptumdefekt (VSD)

E in Ventrikelseptumdefekt (VSD) entsteht in 1–2 % der Fälle im Rahmen eines akuten Myokardinfarkts und ist mit einer enorm hohen Letalität behaftet. Typischerweise sind es etwa 65 Jahre alte Männer mit einer 1-Gefäß-Erkrankung und schlechter Kollateralisation, die ihren ersten Vorderwandinfarkt erleiden. Auch unter optimaler medikamentöser Therapie stirbt ¼ der Patienten innerhalb von 24 h, die Hälfte innerhalb 1 Woche. Der erste erfolgreiche VSD-Verschluss wurde bereits 1957 von Cooley (Cooley et al. 1957) durchgeführt, jedoch existieren nur wenige ausreichend große Patientenkollektive, die Ergebnisanalysen z. B. hinsichtlich Risikoprädiktoren und Operationstechniken erlauben.

Generell gilt, je länger man mit der Operation warten kann, umso besser ist es, da in frisch infarziertem Myokard Nähte nur schwer halten, in vernarbtem Gewebe dagegen viel besser. Entsprechend sinkt das Risiko von etwa 50 % bei einem frischen Infarkt-VSD auf deutlich unter 10 % nach drei Wochen ab. Oftmals ist man jedoch aufgrund der zunehmenden hämodynamischen Verschlechterung trotz IABP-Einlage zu einem Notfalleingriff gezwungen. (Die intraaortale Ballonpumpe (IABP) reduziert den Links-Rechts-Shunt durch Senkung des linksventrikulären Drucks infolge der Nachlastsenkung.) Infarktbedingte VSDs finden sich zu 80 % apikal und anterior, nur 20 % liegen im posterioren Septum.

Zum VSD-Verschluss erfolgt der Anschluss der extrakorporalen Zirkulation mit bikavaler Kanülierung. Als Zugang eignet sich eine Längsinzision im zumeist vorhandenen (anterolateralen) Infarktareal oder Aneurysma. Ist der VSD-Rand bereits vernarbt, kann ein kleiner, d. h. passender, Perikard-, Dacron- oder Gore-Tex®-Flicken verwendet und die Nahtfilze auf die rechte Seite gelegt werden. Bei einer frühzeitigen (Not-) Operation wird der VSD mit einem sehr großzügigen Flicken verschlossen (»infarct exclusion technique«), wobei die Nahtfilze auch auf die linke Seite gelegt werden können (◘ Abb. 2.2). Auf diese Weise ist der Halt bzw. ein eventuelles Durchschneiden der Nähte besser zu kontrollieren. Alternativ kann man bei einem kleinen apikalen Infarkt-VSD auch die Herzspitze einschließlich VSD resezieren. Hierbei wer-

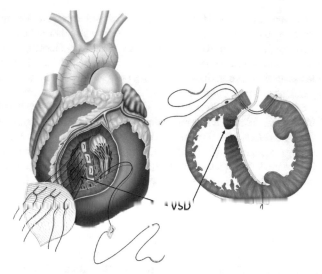

○ Abb. 2.2 Verschluss eines frischen Infarkt-VSD mit einem großen Kunststoffflicken

den dann beide Ventrikelwände und das Septum über Filzstreifen plikiert (Cooley et al. 1957). Ein posterior gelegener VSD kann auch über den rechten Vorhof analog zu den congenitalen Vitien verschlossen werden.

Die perioperative Letalität liegt bei 20–35 %, Haupttodesursache ist das myokardiale Pumpversagen. Risikofaktoren sind insbesondere der präoperative Schock und ein fortgeschrittenes Alter. Inwieweit die Lokalisation (anterior günstiger als posterior?) und das Zeitintervall des VSD in Bezug auf den Myokardinfarkt eine Rolle spielen, wird derzeit kontrovers diskutiert. Die 5-Jahres-Überlebensrate liegt bei 45–65 %.

2.6.3 Linksventrikuläres Aneurysma

Nach einem transmuralen Myokardinfarkt entwickelt sich ein linksventrikuläres Aneurysma in 10–15 % der Fälle. Die Ursache hierfür ist nicht bekannt, jedoch scheinen die Größe des Infarkts und das Ausmaß der Kollateralisation eine Rolle zu spielen. Zu 85 % findet sich das Aneurysma anterior oder apikal, zu 10 % posterior und nur zu 5 % in der Lateralwand oder im Septum. Bei etwa der Hälfte der Patienten sind Thromben vorhanden, aber nur in 5–10 % der Fälle entwickeln sich daraus Embolien.

Eine generelle Operationsindikation besteht nicht, da die Aneurysmen per se die Überlebenswahrscheinlichkeit nicht beeinflussen. Operativ eingeschritten wird, sobald Komplikationen wie eine Herzinsuffizienz, Thrombembolien oder tachykarde Rhythmusstörungen entstehen. Eine Operation, wie sie erstmals 1954 durch Likoff u. Bailey (1954) erfolgte, kann am stillgestellten oder schlagenden Herzen, mit oder ohne extrakorporale Zirkulation, erfolgen. Sind echokardiographisch keine Thromben im Aneurysma nachweisbar, kann dieses von außen über Filzstreifen plikiert bzw. okkludiert werden. Unter extrakorporaler Zirkulation kann das Aneurysma eröffnet und reseziert und dabei auch thrombotisches Material entfernt werden. Der Verschluss des linken Ventrikels ist danach auf verschiedene Weise möglich. Einerseits kann der Aneurysmasack reseziert und die fibrotischen Ränder mit Hilfe von Filzstreifen als Widerlager längs vernäht werden, wie erstmals von Cooley 1958 beschrieben (»Linear Repair«)(Cooley et al. 1958), andererseits ist eine plastische Rekonstruktion des Ventrikels – zumeist nach Dor (Dor et al.1989) benannt – möglich, bei welcher am Übergang des narbig veränderten Gewebes zum gesunden Myokard ein Dacronflicken eingenäht wird, der wieder zu einer anatomisch normalen Konfiguration des linken Ventrikels führt (»Patch Repair«). Der Aneurysmarand kann bei dieser Technik auch durch eine Tabaksbeutelnaht gerafft werden, um die Größe des Dacronflickens so klein wie möglich zu halten. Abschließend wird der Dacronflicken zur besseren Hämostase mit Teilen des Aneurysmasacks gedeckt. Die linearen Techniken erlauben große Inzisionen und Narbenresektionen, wobei das Septum intakt sein sollte. Sie sind daher vor allem für anterolaterale und anteroapikale Aneurysmen geeignet. Bei den Dor-Techniken kann der Flicken auch intraventrikulär am Septum bzw. zur Septumexklusion eingenäht werden, wodurch sich diese Techniken besonders für große anteroseptale und posterobasale Aneurysmen eignen. Bei Hinterwandaneurysmen findet sich nicht selten auch eine ischämisch bedingte Mitralinsuffizienz, die ebenfalls versorgt werden muss. Hier kommen alle rekonstruktiven Maßnahmen einschließlich einer transventrikulären Alfieri-Naht und ein Klappenersatz in Frage (▶ Abschn. 3.2).

Die Letalität nach Resektion eines Ventrikelaneurysmas liegt unabhängig von einer begleitenden Koronarrevaskularisation bei etwa 10 %, kann aber bei schlechter Pumpfunktion des Restmyokards, bei einer unversorgten Mitralinsuffizienz und bei einem Rechtsherzversagen erheblich höher sein. Welche operative Technik die beste ist, wird kontrovers diskutiert und zumeist ein individualisiertes operatives Vorgehen propagiert. Die 5-Jahres-Überlebensrate liegt bei etwa 60–70 %, wobei Patienten mit präoperativer Angina pectoris eine bessere Prognose als solche mit führender Insuffizienzsymptomatik aufweisen.

2.7 Koronarfisteln

Angeborene Koronarfisteln wurden schon im 19. Jahrhundert beschrieben. Der erste chirurgische Verschluss wurde 1947 durch Biorck u. Crafoord (1947) durchgeführt, die eine Fistel zur Pulmonalarterie übernähten. Die extrakorporale Zirkulation wurde erstmals 1959 von Swan (Swan et al. 1959) zum Verschluss einer rechtsventrikulären Fistel eingesetzt.

Bei den Koronarfisteln handelt es sich um eine angeborene direkte Kommunikation zwischen einer Koronararterie und einer der vier Herzkammern oder einem herznahen arteriellen oder venösen Gefäß. Die Fistel kann in ein Koronargefäß münden oder das Koronargefäß als Fistel enden. Als Folge entstehen eine Dilatation, eine Elongation und dadurch eine Schlängelung des Koronargefäßes. In seltenen Fällen bildet sich ein großes Aneurysma aus, das allerdings nur ein geringes Rupturrisiko aufweist.

In etwa 50 % der Fälle ist die rechte Koronararterie betroffen, die linke nur in 35 % und beide Koronararterien nur in 5 % der Fälle. In > 90 % der Fälle dränieren Koronarfisteln in Strukturen, die zum rechten Herzen gehören: zu 40 % in den rechten Ventrikel, zu 25 % in den rechten Vorhof, zu 15–20 % in die Pulmonalarterie und zu 7 % in den Koronarsinus. Multiple Fisteln wurden in einem Patientenkollektiv in 16 % der Fälle gefunden, aneurysmatische Veränderungen in 19 % der Fälle.

Über den Spontanverlauf dieser Anomalie ist angesichts der geringen Fallzahlen wenig bekannt. Symptome einer Herzinsuffizienz und Angina entwickeln sich in Abhängigkeit von der Größe der Fistel und treten häufig erst im fortgeschrittenen Lebensalter auf. Obwohl Spontanrupturen sehr selten sind, wird die Indikation zum Fistelverschluss nicht nur bei symptomatischen Patienten gestellt, sondern auch bei asymptomatischen Patienten mit einem Pulmonal- zu Aortenfluss (Qp/Qs) > 1,3. Die Therapie verhindert eine Progression der Fistelgröße und vermindert das Risiko einer Endokarditis, die ansonsten bei etwa 5 % der Patienten komplizierend entsteht. Ein Spontanverschluss der Koronarfisteln ist extrem selten.

Der Eingriff erfolgt üblicherweise über eine mediane Sternotomie, damit im Bedarfsfall die Herz-Lungen-Maschine einfach angeschlossen werden kann. Ohne extrakorporale Zirkulation können Fisteln angegangen werden, wenn sie leicht erreichbar sind und wenn sie am distalen Ende der Koronarien liegen. Das Fistelgefäß wird angeschlungen und zunächst temporär okkludiert, um zu prüfen, ob das Fistelgeräusch sistiert und keine EKG-Veränderungen entstehen. Wird dies vom Patienten problemlos toleriert, kann die Fistel ligiert werden. Sind die Koronarfisteln sehr groß und geschlängelt, schlecht zugänglich oder entspringen proximal in den Koronargefäßen, ist die Verwendung der Herz-Lungen-Maschine ratsam, um Blutungskomplikationen zu vermeiden. Im kardioplegischen Stillstand kann zudem der Mündungsbereich der Fistel, z. B. im rechten Ventrikel, dargestellt und verschlossen werden. Dilatierte oder aneurysmatische Koronararterien können auch eröffnet und die Fistel an ihrem Ursprung verschlossen werden. In seltenen Fällen, in denen das Koronaraneurysma komplett reseziert werden muss, ist eine aortokoronare Bypassanlage notwendig.

Das Operationsrisiko ist gering und liegt bei etwa 4 %. Eine temporäre Myokardischämie oder ein Myokardinfarkt wurde in 3 %, ein Rezidiv in 4–20 % der Fälle berichtet. Die Langzeitverläufe sind hervorragend, auch wenn es in den meisten Fällen nicht zu einer Involution der dilatierten Koronararterie kommt.

Literatur

Biorck G, Crafoord C (1947) Arteriovenous aneurysm of the pulmonary artery simulating patient ductus arteriosus botalli. Thorax 2: 65-74

Cable DG, Mullany CJ, Schaff HV (1999) The Allen test. Ann Thorac Surg 67: 876-877

Cooley DA, Belmonte BA, Zeis LB, Schnur S (1957) Surgical repair of ruptured interventricular septum following acute myocardial infarction. Surgery 41: 930-937

Cooley DA, Collins HA, Morris GC, Jr., Chapman DW (1958) Ventricular aneurysm after myocardial infarction; surgical excision with use of temporary cardiopulmonary bypass. J Am Med Assoc 167: 557-560

Di Giammarco G, Pano M, Cirmeni S, Pelini P, Vitolla G, Di Mauro M (2006) Predictive value of intraoperative transit-time flow measurement for short-term graft patency in coronary surgery. J Thorac Cardiovasc Surg 132: 468-474

Dor V, Saab M, Coste P, Lornaszeweska M, Montiglio F (1989) Left ventricular aneurysm: A new surgical approach. Thorac Cardiovasc Surg 37: 11-19

Favaloro RG (1969) Saphenous vein graft in the surgical treatment of coronary artery disease: Operative technique. J Thorac Cardiovasc Surg 58: 178-185

Garrett HE, Dennis EW, Debakey ME (1973) Aortocoronary bypass with saphenous vein graft: seven-year follow-up. JAMA 223: 792-794

Goetz RH, Rohman M, Haller JD, Dee R, Rosenak SS (1961) Internal mammary-coronary artery anastomosis. A nonsuture method employing tantalum rings. J Thorac Cardiovasc Surg 41: 378-386

Kim KB, Kang CH, Lim C (2005) Prediction of graft flow impairment by intraoperative transit time flow measurement in off-pump coronary artery bypass using arterial grafts. Ann Thorac Surg 80: 594-598

Kolesov VI, Potashov LV (1965) Operations on the coronary arteries. Eksp Khir Anesteziol 10: 3-8

Likoff W, Bailey CP (1954) Ventriculoplasty: excision of myocardial aneurysm. J Am Med Assoc 158: 915-920

Loop FD, Little BW, Cosgrove DM, Stewart RW, Goormastic M, Williams GW, Golding LA, Gill CC, Taylor PC, Sheldon WC, Proudfit WL (1986) Influence of the internal mammary artery graft on 10-year survival and other cardiac events. N Engl J Med 314: 1-6

Neumann FJ, Cremer J, Falk V, Reifart N, Silber S, Thielmann M (2012) Guidelines on myocardial revascularisation« der European Society of Cardiology (ESC) und der European Association for Cardio-Thoracic Surgery (EACTS). Kardiologe 6: 94-104

Nicks R, Cartmill T, Bernstein L (1970) Hypoplasia of the aortic root: the problem of aortic valve replacement. Thorax 25: 339-346

Reyes AT, Frame R, Brodman RF (1995) Technique of harvesting the radial artery as a coronary artery bypass graft. Ann Thorac Surg 59: 118-126

Ryan TJ, Klocke FJ, Reynolds WA (1990) Clinical experience in percutaneous transluminal coronary angioplasty: a statement for physicians from the ACP/ACC/AHA Task Force on Clinical Privileges in Cardiology. J Am Coll Cardiol 15: 1469-1474

Sones FM, Jr., Shirey EK (1962) Cine coronary arteriography. Mod Concepts Cardiovasc Dis 31: 735-738

Swan H, Wilson JH, Woodwark G, Blount SG (1959) Surgical obliteration of a coronary artery fistula to right ventricle. Arch Surg 79: 820-824

Vineberg AM, Miller G (1951) Internal mammary coronary anastomosis in the surgical treatment of coronary artery insufficiency. Can Med Assoc J 64: 204-210

Wijns W, Kolh P, Danchin N, Di Mario C, Falk V, Folliguet T, Garg S, Huber K, James S, Knuuti J, Lopez-Sendon J, Marco J, Menicanti L, Ostojic M, Piepoli MF, Pirlet C, Pomar JL, Reifart N, Ribichini FL, Schalij MJ, Sergeant P, Serruys PW, Silber S, Sousa Uva M, Taggart D (2010) Guidelines on myocardial revascularization. Eur Heart J 31: 2501-2555

Herzklappenchirurgie

Christof Schmid

C. Schmid, *Leitfaden Erwachsenenherzchirurgie*,
DOI 10.1007/978-3-642-34589-0_3, © Springer-Verlag Berlin Heidelberg 2014

Die ersten Klappenersatzoperationen erfolgten 1960 mit Hilfe von Kugelprothesen. Harken et al. (1960) führten den ersten Aortenklappenersatz, Starr u. Edwards (1961) den ersten Mitralklappenersatz durch. Der erste Homograft in Aortenposition wurde 1962 von Barrat Boyes (1964), die erste gestentete Bioprothese 1965 durch Binet (Binet et al. 1965) implantiert. Ein Transkatheteraortenklappenersatz (TAVI) wurde erstmals durch Cribier 2002 erfolgreich durchgeführt (Cribier et al. 2002). In Deutschland werden in der Erwachsenenherzchirurgie zurzeit etwa 25000 Klappenoperationen durchgeführt (Aortenklappe = 11500, Mitralklappe = 5300, Trikuspidalklappe = 470; Aorten- und Mitralklappe = 1800; Klappe kombiniert mit aortokoronarem Bybass (ACB) = 11400, TAVI > 3500), die Tendenz ist steigend.

Bei allen Klappeneingriffen ist einer Klappenrekonstruktion der Vorzug gegenüber einem Klappenersatz zu geben. Während Aortenklappen nur in etwa 1 % rekonstruiert werden können, ist dies bei etwa ⅔ der Mitralklappenfälle möglich. Beim Klappenersatz werden mechanische und biologische Klappentypen unterschieden. Während in Aortenposition eine Bioprothese 5 mal häufiger als eine mechanische Prothese implantiert wird, ist das Verhältnis in Mitralposition nur 2:1. Von den unterschiedlichen mechanischen Klappenprothesen werden heutzutage fast nur noch Doppelflügelprothesen angeboten, da diese die günstigsten hämodynamischen Eigenschaften aufweisen (Aortenklappe St. Jude Medical (SJM) 21: Gradient 6–10 mmHg, Mitral-/Trikuspidalklappe SJM 25: Gradient 2–3 mmHg). Biologische Klappen werden unterteilt in gerüstfreie Prothesen und solche mit Gerüst. Rinderperikardklappen (Perimount-Klappe® 21: Gradient etwa 13-15 mmHg, Trifecta-Klappe® 21: Gradient 11 mmHg) und Schweineaortenklappen (Carpentier-Edwards-Klappe® 21: Gradient etwa 15–18 mmHg) werden auf einem Metallgerüst montiert. Letztere sind auch gerüstlos als sogenannte Stentlessklappen verfügbar und weisen dann ähnliche Eigenschaften wie Homografts (humane Leichenklappen) auf. Die Entwicklung der Transkatheterklappen ist derzeit in vollem Gang, wobei porcine Aortenklappen, Schweine- und Rinderperikard verarbeitet werden. Alle Klappen sind biologisch und gestentet, wobei man selbst expandierende Klappen mit einem Nitinolgerüst von solchen, die mit Hilfe des Ballons aufgedehnt werden müssen, unterscheidet. Neuere Entwicklungen zeigen Verbesserungen in der Positionierung und teilweise auch die Möglichkeit einer Umpositionierung.

Mechanische Herzklappenprothesen sind bei allen erwachsenen Patienten bis zu einem Alter von 65–70 Jahren indiziert, wobei man sich an der Lebenserwartung der Patienten orientiert, um einen Reeingriff zu vermeiden. Gibt es andere Gründe für eine Marcumarisierung, wie permanentes Vorhofflimmern, kann auch im höheren Alter eine mechanische Prothese implantiert werden. Gründe für einen biologischen Klappenersatz sind hohes Alter, Berufe mit hohem Verletzungsrisiko (z. B. Fleischer, Leistungssportler) und manchmal auch ein Schwangerschaftswunsch (◘ Tab. 3.1).

TAVI-Klappen wurden für Patienten entwickelt, für die ein konventioneller Aortenklappenersatz mit Herz-Lungen-Maschine als zu risikoreich angesehen wird. Aller-

◻ **Tab. 3.1** Indikationsspektrum für biologische bzw. mechanische Herzklappenprothesen

Biologische Klappe	Mechanische Klappe	
Höheres Alter (> 65 Jahre)	Jüngeres Alter (< 65 Jahre)	
Berufliches Verletzungsrisiko	Marcumar aus anderen Gründen	Vorhofflimmern
Schwangerschaftswunsch		Zustand nach mechanischem Klappenersatz
Transvenöser Schrittmacher (nur TK)		LV-Aneurysma
Linksherzunterstützungssystem		Schlechte LV-Funktion
		Thrombose/Zustand nach Lungenembolie
	Hohes Reoperationsrisiko	

dings geht der Trend mancherorts aufgrund falscher finanzieller Anreize zu einer immer liberaleren Indikationsstellung zu Ungunsten des konventionellen Aortenklappenersatzes.

Die Möglichkeit einer Magnetresonanztomographie bleibt nicht nur nach biologischem, sondern auch nach mechanischem Klappenersatz erhalten, da weder die Sternaldrähte noch die gängigen mechanischen und biologischen Herzklappen durch die Magnetresonanztomographie Schaden nehmen (Baretti et al. 2000).

3.1   Aortenklappenvitien

3.1.1   Anatomie/Pathologie

Die Aortenklappe besteht aus 3 Taschensegeln, die an einem »kronenförmigen«, d. h. nicht an einem runden, Klappenanulus entspringen. Ihre Größe kann variieren, wobei zumeist das akoronare Segel am größten und das linkskoronare Segel am kleinsten ist. Die Basis der Taschensegel ist etwa 1,5-mal länger als ihr freier Rand. Die effektive Höhe der Klappensegel liegt bei 8–10 mm. Bikuspide Aortenklappen finden sich bei etwa 1–2 % der Bevölkerung. Sie weisen nahezu immer ein fusioniertes Segel (meist linkes+rechtes = anteriores Segel) auf, dessen Fusionsnaht etwas tiefer an der 3. Kom-

missur (zwischen den Koronarostien) ansetzt. Anatomisch bikuspide Klappen sind
extrem selten. Interessanterweise ist die rechte Koronararterie bei Patienten mit einer
bikuspiden Klappe eher klein ausgebildet. Darüber hinaus zeigt die Media der Aorta
frühzeitige degenerative Veränderungen, woraus ein höheres Risiko für eine Aneurys-
mabildung und eine Aortendissektion resultiert.

Der Aortenklappe benachbart sind die beiden Koronarostien, wobei das linke
Ostium für gewöhnlich näher am Anulus lokalisiert ist als das rechte Ostium. Unterhalb des rechten Koronarsinus liegt das interventrikuläre Septum. Das His-Bündel
verläuft entlang des Hinterrandes des membranösen Septumanteils, d. h. im Bereich
der vorderen Kommissur. Das linke und das akoronare Klappensegel sind teilweise
über die aortomitrale Kontinuität direkt mit dem vorderen Mitralsegel verbunden.

Als Folge einer Klappenerkrankung können sowohl eine Stenose als auch eine
Insuffizienz resultieren. Kalzifizierende Stenosen sind am häufigsten und entstehen
bevorzugt bei bikuspiden Klappen und im höheren Alter sowie als Folge rheumatischen Fiebers. Als echokardiographisch bestimmte schwere Stenose wird eine Klappenöffnungsfläche < 1,0 cm^2 (normal 2–3 cm^2) bezeichnet, ebenso ein mittlerer Gradient > 40 mmHg und ein Stenosejet > 4,0 m/s (Vahanian et al. 2012). Sie führen alle
zu einer Druckbelastung des linken Ventrikels.

Eine Aortenklappeninsuffizienz kann ebenfalls nach rheumatischen Erkrankungen und bei bikuspiden Klappen entstehen, aber auch infolge einer Endokarditis, einer
Anuloektasie bei chronischen Aortenaneurysmen und bei einer akuten Aortendissektion. Eine echokardiographisch hochgradige Aortenklappeninsuffizienz wird zumeist
über eine Vena contracta > 6 mm, einem Regurgitationsvolumen > 60 ml bzw. 50 %
und durch Nachweis eines AI-Flussprofils in der Aorta descendens diagnostiziert. Es
resultiert eine überwiegende Volumenüberlastung, die, abgesehen von akuten Er-
eignissen, relativ lange asymptomatisch bleibt. Die Taschensegel können bei einer
Aortenklappeninsuffizienz je nach zugrunde liegender Erkrankung zerstört oder vollkommen intakt sein.

3.1.2 Operationsindikation

Bei einer hochgradigen Aortenklappenstenose ist eine Operationsindikation bei den
klassischen Symptomen der Angina pectoris (> 50 % der Fälle), bei Synkopen und bei
einer Herzinsuffizienz im NYHA-Stadium III oder IV gegeben, da die mittlere Lebenserwartung bei Angina etwa fünf Jahre, bei Synkopen etwa drei Jahre und nach erst-
maliger dekompensierter Herzinsuffizienz etwa zwei Jahre beträgt, wogegen asymp-
tomatische Patienten nur zu 3–5 % einen plötzlichen Herztod erleiden. Etwa ⅓ aller
Patienten weisen alle drei Symptome auf. Diese treten normalerweise bei einem Gradienten > 50 mmHg und einer Klappenöffnungsfläche < 1 cm^2 zu Tage. Bei asymptomatischen Patienten gründet sich die Operationsindikation überwiegend auf eine

linksventrikuläre Dysfunktion (Dilatation ↑, Hypertrophie ↑, Pumpfunktion ↓), einem pathologischen Belastungstest (belastungsinduzierte Symptome), rasche Progression und auf exzessiven Stenosen (Flussgeschwindigkeit > 5,5 m/s, Öffnungsfläche < 0,6 cm²). Bei bereits bestehender Operationsindikation wegen KHK, Aortenerkrankungen oder anderen Klappenvitien werden schon mittelgradige Aortenklappenstenosen mitversorgt. Eine operative Korrektur ist nahezu immer möglich, d. h. auch bei sehr schlechter linksventrikulärer Pumpfunktion, da der linke Ventrikel nach dem Klappenersatz durch den verminderten Auswurfwiderstand (Nachlast) stets hämodynamisch besser gestellt ist.

Die Operationsindikation bei der Aortenklappeninsuffizienz ist weniger strikt definiert. Bei symptomatischen Patienten mit schwerer Aortenklappeninsuffizienz ist sie stets gegeben, ebenso bei asymptomatischen Patienten mit einer LV-Dysfunktion (EF ≤ 50 %), einer LV-Dilatation (linksventrikulärer enddiastolischer Diameter (LVEDD) > 70 mm, linksventrikulärer endsystolischer Diameter (LVESD) > 50 mm) und bei ohnehin bestehender Indikation für eine Herzoperation. Bei einer Erweiterung der Aortenwurzel wird unabhängig vom Ausmaß der Aortenklappeninsuffizienz ebenfalls die Operationsindikation gestellt: Marfan-Patienten werden ab einer Erweiterung der Aorta auf 50 mm (bei Risikofaktoren ab 45 mm) operiert, Nicht-Marfaniker ab 55 mm (bei bikuspider Klappe und Risikofaktoren ab 50 mm)(Vahanian et al. 2012). Eine weitere Indikation ist eine Aortenklappenendokarditis. Zumeist wird jedoch nicht unmittelbar operiert, sondern eine antibiotische Anbehandlung favorisiert. In etwa der Hälfte der Fälle wird die Operationsindikation aufgrund schwerer Komplikationen gestellt. Das Ziel einer frühen Operation ist die Vermeidung einer schweren strukturellen Schädigung, einer Herzinsuffizienz und systemischer Embolien. Aus diesem Grunde wird eine hochgradige Klappeninsuffizienz (ohne Herzinsuffizienz), ein persistierendes Fieber mit positiver Blutkultur ≥ 7–10 Tage, eine Abszess- oder Fistelbildung, Vegetationen > 10 mm mit einer oder mehreren Embolien bzw. Vegetationen ≥ 15 mm und eine Infektion mit Pilzen oder multiresistenten Keimen als Operationsindikation gesehen. Da die operativen Eingriffe in der Akutphase ein beträchtliches Risiko aufweisen, sollte die Indikationsstellung individuell abgestimmt sein. Besonders nach septischen Embolien ist der optimale Operationszeitpunkt unklar. Zumeist wird empfohlen, die Operation innerhalb von 48 h durchzuführen, da nach einem längeren Intervall das Risiko erheblich ansteigt (► Abschn. 3.6). Allerdings werden häufig selbst multiple Embolien nicht mehr als Kontraindikation gesehen, da das Risiko einer sekundären Einblutung gering zu sein scheint. Bei sehr schlechter Pumpfunktion kann sich ein Aortenklappenersatz bei einer Aortenklappeninsuffizienz verbieten, da nach dem Klappenersatz aufgrund des erhöhten Widerstands der Klappenprothese die Gefahr eines Herzversagens besteht. Als Grenzwert für ein deutlich erhöhtes Operationsrisiko wird ein endsystolisches linksventrikuläres Volumen > 60 ml/m² Körperoberfläche angesehen.

Ein Transkatheteraortenklappenersatz (TAVI) ist bei Patienten indiziert, die mit den Standardtechniken (offener oder minimal-invasiver Aortenklappenersatz) nicht

◻ Tab. 3.2 Indikation und Kontraindikationen für TAVI im Vergleich zum konservativen Aortenklappenersatz mit Bioprothese

	Konservativer Aortenklappenersatz		TAVI durch »Heart team«	
	Sternotomie	Minimalinvasiv	Transfemoral	Transapikal
Indikation	Standard	Standard in einzelnen Kliniken	Bei hohem Risiko oder Kontraindikation für Standardoperation: – Alter > 75 J – STS-Score > 10–20, – EuroScore > 20–40	
Spez. Indikation			Porzellanaorta, Thoraxdeformität	
Spez. Kontraindikation			– Anulus < 10 mm > 29 mm – Abstand Koronarostium – Aortenklappenanulus < 1 cm – LV-Thrombus – Floride Endokarditis – Mobile Aortenplaques – Fehlender Zugang – Lebenserwartung < 1 Jahr	
Problematisch	Mehrfache/Komplexe Voroperationen		– Bikuspide Klappe – signifikante KHK – hämodynamische Instabilität – EF < 20 %	
Operationsrisiko	3,4 %	2,7 %	5,1 %	8,7 %
Langzeitergebnisse	Haltbarkeit der Prothesen 15–20 Jahre		Haltbarkeit der Prothesen nicht bekannt	

Anmerkung: Gilt für den Zugang über die A. subclavia oder das transaortale Vorgehen analog

oder nur mit einem hohen/höheren Risiko operiert werden können und eine Lebenserwartung von > 1 Jahr haben. Als Voraussetzungen gelten ein STS-Score von 10–20, ein EuroScore von 20–40 bei einem Alter > 75 Jahre, wobei das Vorhandensein dieser Parameter nicht automatisch eine Indikation zur TAVI impliziert. Hierzu zählen insbesondere multimorbide altersgebrechliche Patienten mit einer Aortenklappenstenose sowie solche mit einer Porzellanaorta. Zu kranke Patienten scheinen von einer TAVI nicht mehr zu profitieren. Die Aortenklappenstenose ist mit allen derzeit verfügbaren Klappentypen versorgbar, eine Aortenklappeninsuffizienz aber nur mit einem Teil der Klappentypen, sie ist zurzeit noch »off-label«. Eine wichtige Voraussetzung für eine TAVI-Prozedur ist – abgesehen vom freien Zugang (Leistengefäße, linksventrikulärer Apex, ggf. A. subclavia oder Aorta) – ein ausreichender Abstand der Koronarostien vom Aortenklappenanulus (> 10 mm) und eine geeignete Aortenanulusgröße von 18–29 mm. Die Versorgung bikuspider Klappen liegt ebenfalls zumeist außerhalb der regulären Indikationskriterien. Bei schlechter LV-Funktion kann die TAVI-Implantation mit femoro-femoraler extrakorporaler Membranoxygenierung (ECMO) erfolgen. Linksventrikuläre Thromben, eine floride Endokarditis und eine schwere Aortenatherosklerose mit mobilen Plaques stellen eine absolute Kontraindikation dar (Doebler et al. 2012; Vahanian et al. 2012) (◘ Tab. 3.2).

3.1.3 Operationsverfahren

■ **Aortenklappenersatz – Standardtechnik**

Normalerweise erfolgt ein Aortenklappenersatz über eine mediane Sternotomie und eine Kanülierung von Aorta und rechtem Vorhof (2-Wege-Kanüle). Theoretisch ist es am vorteilhaftesten, die Kardioplegielösung retrograd über den Koronarsinus zu applizieren, da dies auch bei einer Aortenklappeninsuffizienz möglich ist und unabhängig vom Fortschreiten der Operation jederzeit Kardioplegielösung nachgegeben werden kann. Alternativ kann sie bei Aortenklappenstenosen der Einfachheit halber auch antegrad und bei Aortenklappeninsuffizienzen direkt in die Koronarostien appliziert werden. Über die rechte obere Lungenvene wird ein linksventrikulärer Vent eingebracht, um das Operationsgebiet blutarm zu halten. Eine transaortale Venteinlage nach Exzision der Aortenklappe ist ebenfalls möglich, jedoch kann der Vent bei einem engen Klappenanulus sehr störend sein.

Die Aortenwurzel wird schräg oder quer im Bereich des sinotubulären Übergangs eröffnet. Die zerstörte Klappe wird entfernt und der Anulus debridiert. Ist er lazeriert, wird er rekonstruiert. Hierfür genügen zumeist Einzelnähte, jedoch können anuläre Abszesse im Rahmen einer Endokarditis auch ausgedehnte Rekonstruktionen mit Perikardflicken erfordern. Um einer Reinfektion vorzubeugen, müssen die Abszesse sorgfältig debridiert und nachfolgend möglichst auch verschlossen werden (► Abschn. 3.6).

Die Prothesengröße hängt von der Körperoberfläche ab. Eine Faustregel sagt, dass bei Patienten mit einer Körperoberfläche zwischen 1,7 und 2,0 m² eine 21er-Standard-Klappe genügt, unter 1,7 m² kann eine 19er-Klappe implantiert oder eine Erweiterungsplastik durchgeführt werden, ab 2,0 m² wird eine 23er-Klappe notwendig. Modernere Klappen mit erweiterter Öffnungsfläche bei kleinerem Nahtring haben jedoch Erweiterungsplastiken inzwischen fast vollkommen überflüssig gemacht. Ein klinisch bedeutsames Größenmismatch ist selten. Die Klassifikation von Pibarot unterscheidet ein mildes (> 0.85 cm^2/m^2), ein moderates (0.65–0.85 cm^2/m^2) und ein schweres (< 0.65 cm^2/m^2) Größenmismatch (Blais et al. 2003).

Die Prothesenfixation ist auf zweierlei Weise möglich:

Bei der supraanulären Implantation werden die Klappennähte ventrikuloaortal gestochen, sodass die Klappenprothese auf dem Anulus zu liegen kommt. Ist die Prothese etwas zu groß, ist dies unproblematisch, solange die Koronarostien nicht verlegt werden und das Flügelspiel ungehindert ist.

Bei der intraanulären Implantation ist die Stichrichtung umgekehrt, d. h. aortoventrikulär. Da die Prothese neben dem Aortenanulus sitzt, muss sie kleiner sein – eine Größe kleiner als mit herkömmlichen Klappenprüfern gemessen. Der Vorteil dieser Methode besteht darin, dass die Filze der Klappennähte stets sichtbar bleiben und im Fall einer Nahtabrisses problemlos entfernt werden können. Eine Verlegung der Koronarostien ist kaum möglich.

Bioprothesen werden analog der nativen Klappe implantiert, die Ausrichtung der mechanischen Klappenprothesen kann senkrecht zum Septum (Scharnier an der posterioren Kommissur) oder an der interkoronaren Kommissur erfolgen (Scharnier zwischen den Koronarostien).

Stentlessprothesen und Homografts benötigen spezielle Implantationstechniken, abhängig von der Art der Klappe (► Abschn. 3.5).

Neu sind sog. »Sutureless«-Aortenklappen, die analog der TAVI-Prozedur für die Implantation auf einem speziellen Halter montiert werden. Nach offener (herkömmlicher) Exzision der Aortenklappe wird die zusammengefaltete Klappenprothese zumeist mit Hilfe einer oder mehrerer Hilfsnähte im Aortenanulus (tief im akoronaren Sinus), die ein Abrutschen in den Ventrikel verhindern, durch ein selbstexpandierbares Nitinol-Klappengerüst oder durch manuelles Entfalten verankert. Wichtig ist ein exaktes Sizing, da bei zu kleiner Klappe ein paravalvuläres Leck entstehen und eine zu große Klappe sich u. U. nicht vollständig entfalten kann.

Der Verschluss der Aorta kann einreihig fortlaufend oder bei kaliberstarker (aneurysmatischer) Aorta raffend zweireihig, d. h. mit einer Matratzennaht und einer zusätzlichen fortlaufenden überwendlichen Naht, durchgeführt werden. Hierbei kann ein sogenannter Insuffizienzmacher (z. B. ein dünner Gummischlauch) durch die Klappenprothese eingelegt werden, welcher eine bessere Entlüftung erlaubt. Zur Vermeidung von Luftembolien kann auch während der Klappenimplantation eine CO_2-Insufflation erfolgen: Das schwerere und besser lösliche CO_2 verdrängt die Luft.

■ Aortenklappenersatz – minimalinvasive Technik

Ein Aortenklappenersatz ist auch über einen erheblich kleineren Zugang möglich. Die beste Alternative zur kompletten medianen Sternotomie ist eine obere mediane Sternotomie mit L-förmiger Querinzision im 3. oder 4. Interkostalraum nach rechts

(Svensson 1997). Eine ausschließlich quere Sternotomie und eine rechtsseitige kleine anterolaterale Thorakotomie im 2. oder 3. Interkostalraum sind ebenfalls möglich, bieten jedoch eine schlechtere Exposition. Idealerweise wird über den limitierten Zugang eine normale Kanülierung von Aorta und rechtem Vorhof vorgenommen. Bei engen Verhältnissen erfolgt die venöse Kanülierung, ggf. auch die arterielle, femoral. Die Kardioplegielösung wird bei überwiegender Aortenklappenstenose antegrad appliziert, bei überwiegender Aortenklappeninsuffizienz direkt in die Koronarostien (sofern kein Koronarsinuskatheter eingelegt werden kann). Schwieriger als beim Standardverfahren sind eine Venteinlage, die Entlüftung des Herzens und die Defibrillation, weswegen eine CO_2-Insufflation bisweilen und externe Defibrillationselektroden dringend empfohlen werden.

■ **Erweiterungsplastiken**

Ein zu enger Aortenanulus oder sinotubulärer Übergang kann einen Herzklappenersatz verhindern. Bei einem engen sinotubulären Übergang kann ein dreieckiger Flicken aus Dacron oder Perikard als Erweiterungsplastik supraanulär implantiert werden. Ist der Aortenklappenanulus zu klein, kann entweder akoronar oder rechtskoronar eine Erweiterungsplastik erfolgen. Bei der Manouguian-Technik (Manouguian u. Seybold-Epting 1979), dem am häufigsten angewandten Verfahren, wird die Aortotomie im akoronaren Sinus vorzugsweise über die posteriore Kommissur bis in die Mitte des vorderen Mitralsegels verlängert und ein (nativer, Rinder- oder Schweine-) Perikard- oder Dacronflicken eingenäht (◘ Abb. 3.1). In der Regel kann auf diese Weise eine Anuluserweiterung um 1–2 Größen erreicht werden. Die Nicks-Technik beinhaltet eine Inzision inmitten des akoronaren Sinus nur bis in den Mitralanulus und ist daher weniger effektiv (Nicks u. Bernstein 1970). Ist der linksventrikuläre Ausflusstrakt röhrenförmig eng (kongenitale Vitien!), wird der Anulus links des rechten Koronarostiums (unmittelbar rechts der interkoronaren Kommissur) über das interventrikulare Septum hinweg nach Konno (Konno et al. 1975) inzidiert. Die Rekonstruktion erfolgt über zwei Dacronflicken, einer erweitert die Aorta und verschließt den geschaffenen Ventrikelseptumdefekt, der Zweite stellt anschließend den rechten Ventrikel wieder her. Eine Erweiterung des linkskoronaren Sinus ist ebenfalls möglich, wird aber im Allgemeinen nicht durchgeführt. Durch die Verfügbarkeit verbesserter Klappenprothesen mit größerer Öffnungsfläche sind Erweiterungsplastiken heutzutage allerdings nur noch sehr selten notwendig.

■ **Aortenklappenrekonstruktion**

Umfangreiche Aortenklappenrekonstruktionen waren aufgrund der guten Ergebnisse beim Klappenersatz lange Zeit nicht attraktiv. Inzwischen sind jedoch – wie für die AV-Klappen – Rekonstruktionstechniken für alle Formen der Aortenklappeninsuffizienz entwickelt worden. Diese kann bedingt sein durch eine verminderte Koadaption der Klappensegel aufgrund eines Segelprolapses, durch eine Dilatation des Klappen-

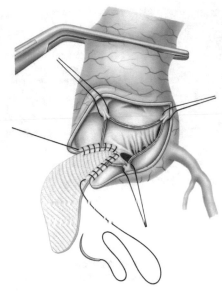

◘ Abb. 3.1 Anuläre Erweiterungsplastik, akoronare Inzision bis in das anteriore Mitralsegel. (Nach Manouguian u. Seybold-Epting 1979)

anulus oder des sinotubulären Übergangs, durch eine Zerstörung der Segel oder durch strukturelle Veränderungen der Segel (Carr u. Savage 2004) (◘ Tab. 3.3). Aortenklappenstenosen eignen sich kaum für eine Rekonstruktion.

Prinzipiell können bi- und trikuspide Klappen, teilweise sogar auch unikuspide Klappen, rekonstruiert werden. Wichtig ist zuerst zu analysieren, ob ein Klappensegel- oder Aortenwurzelproblem vorliegt. Ein gering erweiterter Anulus kann relativ einfach durch Raffung der Kommissuren verkleinert werden. Alternativ kann der linksventrikuläre Ausflusstrakt direkt unterhalb des Anulus hemizirkulär über einen außen und ggf. auch über einen innen liegenden Filzstreifen verengt werden. Zur Senkung des Risikos eines AV-Blocks kann der Bereich zwischen Mitte rechter Sinus und Mitte akoronarer Sinus ausgespart bleiben (David et al. 1995; Doty u. Arcidi 2000). Eine umfassende Lösung bei erheblicher Erweiterung (Sinusdiameter > 40–45 mm) stellt die sogenannte David-Operation dar (► Kap. 5). Nach Versorgung der Aortenwurzel werden die Klappensegel bei ausreichender Größe (Höhe > 17–20 mm) so rekonstruiert, dass wieder ein suffizienter Klappenverschluss bzw. eine Segelkoadaptation entsteht.

Klappensegel können genäht, teilreseziert oder erweitert werden. Segelperforationen lassen sich durch einen Perikardflicken verschließen, was aber nur bei kleinen Läsionen sinnvoll ist. Elongierte und prolabierende Klappensegel lassen sich plikieren.

◘ Tab. 3.3 Rekonstruktionstechniken bei Aortenklappeninsuffizienz

Isolierte Anulusdilatation	Zirkuläre Anuloplastik Kommissurale Plikaturen Modifikation des sinotubulären Übergangs
Klappensegellazeration	Einfache Segelnaht Perikardiale Flickenplastik
Klappensegelprolaps	Plikatur des Klappensegels Segelresuspension Triangulare Resektion
Klappensegelretrahierung	Lunula-Plastik Kommissurotomie Perikardiale Segelerweiterung

Die klassische Technik der Trusler-Plastik wurde inzwischen zugunsten einer Plikatur in der Mitte der Klappensegel verlassen (Trusler et al. 1973). Bei der Korrektur des Segelprolapses ist darauf zu achten, dass eine ausreichende effektive Klappenhöhe von 8–10 mm entsteht bzw. erhalten bleibt (Schäfers et al. 2006). Fusionierte (bikuspide) Klappensegel können als solche erhalten werden, jedoch müssen häufig verkalkte Bereiche reseziert und mit einem Perikardflicken rekonstruiert und ein Segelprolaps ausgeglichen werden. Die Bedeutung unterschiedlicher Morphologien der fusionierten Segel ist dabei noch unklar.

Eine weitreichende Augmentation von Klappensegeln und eine komplette Neugestaltung einer Aortenklappe aus Glutaraldehyd-fixiertem autologen Perikard, insbesondere bei Aortenklappenstenose, wird überwiegend kritisch gesehen.

▪ Transkatheteraortenklappenersatz (TAVI)

Das optimale Vorgehen ist bislang umstritten. Kardiologen propagieren den transfemoralen Zugang als den am wenigsten invasiven; Herzchirurgen bieten (zusätzlich) den transapikalen Zugang (linke Ventrikelspitze) an, insbesondere wenn ein transfemorales Vorgehen nicht möglich ist. Sind beide Zugangswege verschlossen, kann die Aortenklappe über eine A. subclavia oder transaortal über die Aorta ascendens angegangen werden.

Bei allen Zugangsarten wird ein Pigtail-Katheter zur angiographischen Aortenwurzeldarstellung (zumeist) über eine (rechte) Femoralarterie oberhalb der Aortenklappe platziert. Ein Schrittmacherkabel wird über eine Jugularvene für ein »Rapid Pacing« in den rechten Ventrikel vorgeschoben; beim transapikalen Vorgehen kann es auch auf das Epikard aufgenäht werden. Die bildgebende Darstellung erfolgt mit

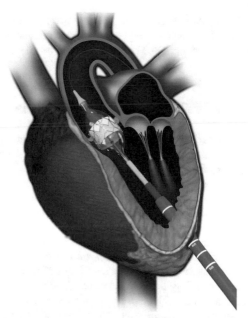

Abb. 3.2 Transapikaler Aortenklappenersatz (Edwards Sapien Transkatheter Herzklappe, Edwards Lifesciences Corporation). (Mit freundlicher Genehmigung der Edwards Lifesiences Corporation)

einem transösophagealen Ultraschall (TEE) und einer Angiographie-/Röntgendurch-leuchtungsanlage. Bei Hochrisikoeingriffen kann zusätzlich eine veno-arterielle ECMO femoro-femoral installiert werden.

Beim transapikalen Zugang erfolgt eine kleine anterolaterale Thorakotomie im 5. oder 6. Interkostalraum direkt über der Herzspitze. Nach Heparingabe wird das Peri-kard eröffnet und zwei großzügige filzarmierte Tabaksbeutelnähte etwas oberhalb der Herzspitze angelegt. Nach Punktion des linken Ventrikels wird die Aortenklappe mit einem weichen Draht überwunden. Dieser wird dann über einen Pigtail-Katheter gegen einen steifen Draht ausgetauscht, welcher in der Aorta descendens platziert wird und als Führungsschiene für das weitere Prozedere dient. Während eines kurzen »Rapid Pacings« kann die Aortenklappe mittels Ballondilatation gesprengt werden. Nachfol-gend wird die zusammengefaltete Klappe in die Klappenebene vorgebracht und wäh-rend einer zweiten »Rapid Pacing«-Phase im Aortenanulus freigesetzt und verankert (Abb. 3.2).

Beim transfemoralen Zugang wird die stenosierte Klappe retrograd mit einem weichen Draht passiert, der dann in gleicher Weise über einen Pigtail-Katheter gegen einen steifen Draht ausgetauscht wird, dessen Ende vorsichtig im linken Vetrikel platziert wird. Nach der Klappensprengung wird die Klappenimplantation im Prinzip in identischer Weise durchgeführt. Die Vorgehensweisen über die Aorta und die A. subclavia sind entsprechend.

3.1.4 Intraoperative Probleme/Komplikationen

Eine Applikation von Kardioplegielösung direkt in die Koronarien (vornehmlich bei der minimalinvasiven Technik) kann bei erheblich verkalkten Koronarostien schwierig, selten sogar unmöglich sein.

Anulusnahe Koronarostien können eine Klappenprothesenimplantation problematisch gestalten. Bisweilen müssen die Nähte ventrikelwärts verlagert werden. Darüber hinaus muss individuell entschieden werden, ob eine intra- oder eine supraanuläre Prothesenlage günstiger ist.

Der Bruch oder Ausriss einer Klappennaht beim Knoten verursachen u. U. erhebliche Probleme, da die Filzplättchen sich lösen und embolisieren können und neue Nähte teilweise nur sehr schwierig zu legen sind. Neue Klappennähte lassen sich am einfachsten im akoronaren Segelbereich einbringen, hier kann auch transaortal gestochen werden. Daher ist es empfehlenswert, zunächst im Bereich des linken und des rechten Koronarostiums zu knoten. Wenn hierbei eine Klappennaht reißt, kann die Klappe angehoben und eine neue Naht relativ einfach eingebracht werden.

Wurden die Nähte im Bereich der posterioren Kommissur bzw. des membranösen Septums zu tief gestochen (mit nachfolgender Verletzung des His-Bündels im Ventrikelseptum), können unmittelbar ein AV-Block sichtbar und eine sofortige Schrittmacherstimulation über passagere Schrittmacherelektroden notwendig werden. Die Indikation zur Implantation eines permanenten Schrittmachersystems ist jedoch aufgrund der möglichen Erholung der AV-Überleitung noch nicht gegeben (► Abschn. 9.1.2).

Wurde bei der Implantation ein Koronarostium verlegt, zeigen sich nach Freigabe der Koronarperfusion ausgeprägte EKG-Veränderungen und ein Low-output-Syndrom sowie eine Hypokinesie im Echokardiogramm. Es muss überlegt werden, ob die Klappe revidiert werden soll oder ob eine aortokoronare Bypassanlage sinnvoller ist. Bei Verlegung des linken Ostiums wird die Klappe meist wieder entfernt, während beim rechten Ostium nicht selten ein Venenbypass auf die rechte Koronararterie angelegt wird.

Bei stark verkalkter oder dünner Aortenwand kann der Aortenverschluss schwierig sein. Eine dünne Aortenwand kann sehr gut mit einer feineren Naht (5-0 anstatt 4-0) ein- oder zweireihig verschlossen werden. Alternativ ist eine Verwendung von Filz- oder Perikardstreifen als Widerlager möglich. Ist die Aortenwand sehr stark verkalkt oder brüchig, sind Filz- oder Perikardstreifen ebenfalls sinnvoll. Ein endoluminales Debridement der Aorta bei lockeren Kalkplatten ist möglich, kann aber zu gefährlich dünnen Wandverhältnissen führen. In diesen Fällen sowie bei Patienten, bei denen aufgrund der schweren Verkalkungen nicht transmural gestochen, sondern lediglich die Adventitia genäht werden kann, ist die Verwendung einer Manschette (evtl. mit Kleber) hilfreich. Im Extremfall kann ein Aortenwurzelersatz notwendig werden (▶ Abschn. 5.1.3).

Nach Lösen der Aortenklemme kann bei extremer Myokardhypertrophie die Defibrillation bisweilen sehr schwierig sein. Ein hoher Perfusionsdruck in Verbindung mit einer Antiarrhythmikagabe (z. B. Amiodaron) erscheint in solch einer Situation vorteilhaft zu sein. Als letzte Option kann eine Kaliumgabe direkt in die Aortenwurzel im Sinne einer Kurzkardioplegie erfolgen.

Zeigt sich in der intraoperativen TEE-Kontrolle ein paravalvuläres Leck, muss entschieden werden, ob es hämodynamisch bedeutend und eine Reoperation sinnvoll ist oder ob die resultierende Insuffizienzkomponente und eine eventuelle Hämolyse akzeptabel sind.

Postoperativ zählen neurologische Ausfallserscheinungen durch Luft- oder Partikelembolien zu den bedeutsamsten Komplikationen, weswegen der linksventrikuläre Ausflusstrakt gründlich ausgespült und das Herz nach der Klappenoperation sehr sorgfältig, am besten unter TEE-Kontrolle, entlüftet werden sollten.

In extrem seltenen Fällen, bei denen eine Implantation einer Klappenprothese im Anulusbereich z. B. aufgrund ausgedehnter endokarditischer Destruktionen nicht mehr möglich ist, kann eine suprakoronare Klappenimplantation erfolgen. Die Koronarostien müssen mit einem Perikardflicken verschlossen und die Koronararterien mit Bypässen versorgt werden (Danielson et al. 1974).

Bei allen TAVI-Techniken können (insbesondere verkalkte) Femoralgefäße durch Punktion und Kathetereinlage verletzt werden und zu einem großen retroperitonealen Hämatom führen. Im günstigen Fall kann eine Gefäßruptur/-dissektion unmittelbar mit einem Stent versorgt werden. Neben Ruptur und Blutung können katheterassoziierte Beinischämien vor allem bei bereits bestehender schwerer arterieller Verschlusskrankheit Probleme bereiten. Das Vorschieben transfemoraler Katheter, vor allem bei der transfemoralen Technik, kann bei atheromatösen Aorten gefährliche Embolien auslösen. Der passagere Schrittmacherdraht kann perforieren und eine Perikardtamponade hervorrufen. Beim transapikalen Zugang liegt das Hauptproblem zumeist im zerbrechlichen Herzmuskelgewebe der Herzspitze, weswegen die Tabaksbeutelnähte filzarmiert und tief gestochen werden. Wird das »Rapid Pacing« hämodynamisch nicht vertragen oder ist die Pumpfunktion erheblich eingeschränkt, empfiehlt sich die temporäre Anlage einer venoarteriellen ECMO. Im Rahmen der Valvuloplastie kann eine hochgradige Aortenklappeninsuffizienz zu einem kritischen Low Output führen, und eine Verlagerung der gesprengten Klappensegel vor oder eine Embolie in ein Koronarostium kann eine Koronarischämie hervorrufen.

Bei geringer Verkalkung ist die Aortenklappenebene schwierig zu erkennen, sodass es leicht zu einer Fehlplatzierung der TAVI-Klappe kommen kann. Bei zu hoher Lage können die Koronarostien verlegt werden, sodass eine notfallmäßige Koronarintervention (PTCA) unmittelbar folgen muss. Durch Einlage eines Führungsdrahts in das linke Koronarostium kann dem entgegengewirkt werden. Eine zu tiefe Klappe weist häufig ein höhergradiges paravalvuläres Leck auf und ist instabil verankert. Im schlimmsten Fall löst sie sich und migriert in den linken Ventrikel. In diesem Fall ist ein offenes herzchirurgisches Vorgehen nötig, um die Klappe zu bergen. Besteht lediglich ein bedeutsames paravalvuläres Leck bei ansonsten stabil fixierter Klappe, kann dies häufig durch vorsichtiges Nachdilatieren verringert werden. Ein aggressives Nachdilatieren kann zur Anulusruptur führen, die ebenfalls eine chirurgische Notfalloperation nach sich zieht. Bisweilen muss eine zweite Klappe an besserer Position platziert werden.

Abhängig vom Klappentyp sind bei TAVIs postinterventionell vermehrt nicht reversible AV-Blockierungen zu sehen, die postoperativ eine Herzschrittmacherimplantation erforderlich machen.

3.1.5 Ergebnisse

Das Operationsrisiko (perioperative Letalität) beim isolierten Aortenklappenersatz liegt derzeit im Mittel bei 3,3 % (partielle Sternotomie 2,7 %). Es ist für mechanische (2,4 %) und biologische Prothesen (3,4 %) etwa gleich niedrig und für Homografts (5,4 %) am höchsten. Bei der Aortenklappenrekonstruktion liegt das Operationsrisiko bei 3,1 %. Die Kombination eines Aortenklappenersatzes mit einer koronaren Bypassoperation erhöht es auf über 5 % (Vahanian et al. 2012a).

Langzeitstudien weisen inzwischen eine niedrige Komplikationsrate mit einer Letalität von 2–4 % pro Jahr auf. Bei den mechanischen Doppelflügelklappen sind thrombembolische Komplikationen (1,5–2 % pro Patientenjahr) und Klappenthrombosen (0,05 % pro Patientenjahr) beim Einhalten des empfohlenen International Normalized Ratio (INR) ebenso selten wie antikoagulationsbedingte signifikante Blutungen (1–2 % pro Patientenjahr). Der empfohlene INR liegt für die derzeitigen mechanischen Prothesen ohne assoziierte Risikofaktoren bei 2,5. Bei zusätzlichen Risikofaktoren wie Vorhofflimmern oder schlechter linksventrikulärer Ejektionsfraktion (< 35 %) wird ein INR von 3,0 empfohlen (Funkat et al. 2012).

Die Haltbarkeit der Bioprothesen liegt derzeit bei etwa 15–20 Jahren, nach 10 Jahren weisen gute Prothesentypen in weniger als 10 % ein strukturelles Versagen auf. Thrombembolische Komplikationen treten nur etwa halb so häufig auf wie bei mechanischen Prothesen. Sie liegen bei Patienten unter 50 Jahren bei etwa 10 % innerhalb von 10 Jahren und bei Patienten über 65 Jahren bei etwa 25 %.

Eine optimale hämodynamische Klappenfunktion und eine Regredienz der linksventrikulären Hypertrophie, welche innerhalb der ersten sechs Monate postoperativ stattfindet, setzen eine ausreichend große Klappenöffnungsfläche voraus. Bei einem Größenmismatch ist die Langzeitprognose schlechter.

Prothesenendokarditiden (1–2 % pro Patientenjahr) sind unter den gegenwärtigen Antibiotikaprophylaxen sehr selten und weisen ein etwas anderes Keimspektrum als native Klappenendokarditiden auf. Bei einem Klappenersatz aufgrund einer floriden Endokarditis liegt das Rezidivrisiko (postoperative Prothesenendokarditis) bei 10–15 %, was zu einer deutlichen Abnahme der Überlebensrate führt (5-Jahres-Überlebensrate 60–70 %). Ob das Risiko einer Prothesenendokarditis bei Bioprothesen geringer als bei mechanischen Klappen ist, wird kontrovers diskutiert (▶ Abschn. 3.6).

Die Letalität nach TAVI ist in den vergangenen Jahren auf im Mittel 7 % weiter gesunken und liegt für die transfemorale Technik bei 5,1 % und für die transapikale Technik bei 8,7 %. Das Apoplexrisiko, das nahezu ausschließlich beim transfemoralen Vorgehen besteht, liegt bei ca. 4 %. Paravalvuläre Lecks sind in mehr als der Hälfte der Fälle zu sehen und prognostisch bedeutsam. Die Langzeitergebnisse sind um so schlechter, je höhergradig die Leckage ist (Sinning et al. 2012). Jüngere Ergebnisse lassen vermuten, dass Hochrisiko TAVI Prozeduren (STS-Score > 30) mit keinem oder nur geringem Nutzen verbunden sind (Funkat et al. 2012).

3.2 Mitralklappenvitien

3.2.1 Anatomie/Pathologie

Die Mitralklappe ist bikuspide und besteht aus einem anterioren (aortalen) und einem posterioren (muralen) Segel. Die Segel der Mitralklappe werden in je drei Segmente unterteilt, das vordere in A1–A3, das hintere in P1–P3 (von der anterolateralen zur posteromedialen Kommissur). Das vordere Mitralsegel ist über den aortomitralen Übergang teilweise mit dem linken und teilweise mit dem akoronaren Aortenklappensegel verbunden. Dem hinteren Segel benachbart liegen bei 8 Uhr die A. circumflexa, dem vorderen bei 10 Uhr die anteriore Kommissur der Aortenklappe und bei 2 Uhr das His-Bündel bzw. der AV-Knoten. Der Mitralanulus umfasst eine Öffnungsfläche von 5,0–11,4 cm^2 (im Mittel 7,6 cm^2), wobei das posteriore Segel ⅔ und das vordere ⅓ der Zirkumferenz umfassen. Während des Herzzyklus bleibt der Mitralanulus nicht starr, sondern schwingt in einer bestimmten räumlichen Konfiguration. Während der Systole kommt es zu einer Abnahme der Mitralfläche um 26 % und der Mitralzirkumferenz um 13 %. Entsprechend ist der Mitralanulus während der Diastole runder und in der Systole mehr ellipsoid. Da die Fläche beider Segel wesentlich größer als das Mitralostium ist, resultiert eine zyklusabhängige Adaptionsfläche. (Selbst in der Diastole ist die Oberfläche beider Segel 1,5-bis 2-mal größer als das Mitralostium!) Die Papillarmuskeln bilden sich aus den epikardialen Muskelfasern, die am Apex nach innen ziehen. Der anterolaterale Papillarmuskel hat einen großen Kopf, während der posteromediale Papillarmuskel zwei oder mehrere flachere Köpfe hat. Beide Papillarmuskeln geben Chordae zu beiden Klappensegeln ab. Chordae 1. Ordnung entsprin-

◘ Tab. 3.4 Klappenerkrankungen nach Carpentier

Typ	Beweglichkeit	Charakteristika
1	Normal	Anulusdilatation Segelperforation
2	Exzessiv	Segelprolaps Chordaruptur Chordaelongation Papillarmuskelruptur Papillarmuskelelongation
3	Restriktiv	Kommissurale Fusion/Segelverdickung Chordafusion/-verdickung
3a 3b		Restriktion während der Diastole Restriktion während der Systole

gen an der Spitze der Papillarmuskeln und setzen am Rand der Klappensegel an. Sie verhindern den Segelprolaps während der Systole. Chordae 2. Ordnung (sekundäre Chordae) haben denselben Ursprung (oder entspringen von Chordae 1. Ordnung) und münden an der ventrikulären Seite der Klappensegel im Bereich der Koadaptionslinie. Sie sind zahlenmäßig geringer und etwas dicker und verankern die Klappe. Chordae 3. Ordnung (tertiäre/basale Chordae) entspringen direkt von den Trabekeln der freien Ventrikelwand und setzen am posterioren Segel in der Nähe des Anulus an. Darüber hinaus gibt es noch kommissurale Chordae. Insgesamt verfügt die Mitralklappe über 15–32, im Mittel etwa 25, größere Chordae.

Die Funktion der Mitralklappe hängt von der Ventrikelgröße und -geometrie, dem Klappenhalteapparat und den Klappensegeln selbst ab, wobei der Klappenhalteapparat und die Klappensegel eine funktionelle Einheit bilden. Die Klappenbeweglichkeit kann nach Carpentier (Carpentier 1983; Carpentier et al. 1980) funktionell in normal (Typ 1), exzessiv (Typ 2) und restriktiv (Typ 3) unterteilt werden (◘ Tab. 3.4).

Mitralklappeninsuffizienzen finden sich häufig im Rahmen eines kombinierten Vitiums, seltener isoliert, und entstehen ätiologisch betrachtet entweder durch eine Degeneration der Klappensegel oder des Halteapparats, im Rahmen einer dilatativen Kardiomyopathie, als Folge einer Endokarditis oder eines ischämischen Papillarmuskelschadens. Hierbei kann die Degeneration nach Carpentier (Carpentier 1983; Carpentier et al. 1980) weiter unterteilt werden in eine fibroelastische (zarte Segel, elongierte oder rupturierte Chordae) und eine myxomatöse Degeneration (verdickte und vergrößerte Segel – häufigste Form) einschließlich der Barlow-Erkrankung (Carpentier et al. 1980) (exzessives verdicktes Klappengewebe prolabiert in der Systole in den Vorhof, die Adaption der Klappenränder erfolgt in der Klappenebene). Bei einer dilatativen Kardiomyopathie findet sich eine normale oder restriktive Beweglichkeit der Mitralklappe, der Winkel zwischen den Papillarmuskeln ist häufig erheblich aufgeweitet. Im Rahmen einer Endokarditis können sämtliche Klappenbestandteile zerstört und zusätzlich klappennahe Abszesse vorhanden sein. Die ischämische Mitralinsuffizienz ist meist Folge eines Hinterwandinfarkts mit Befall des posteromedialen Papillarmuskels.

Die Abschätzung des Schweregrads erfolgt heutzutage bevorzugt mit der Echokardiographie. Der häufigste Messparameter ist der minimale Durchmesser des Regurgitationsjets (»Vena contracta«). Alternativ wird eine Analyse der proximalen Konvergenzzone (»PISA«) durchgeführt. Eine schwere Mitralinsuffizienz ist definiert als eine Vena contracta ≥ 0,7 cm, ein Regurgitationsvolumen ≥ 60 ml bzw. eine Regurgitationsfraktion > 50 %, eine Regurgitationsöffnung ≥ 0,10 cm² sowie eine Regurgitationsjetlänge > ¾ des Vorhofs. Letzteres ist auch angiographisch im Rahmen einer Herzkatheteruntersuchung zu sehen (Buck et al. 2008).

Mitralstenosen entstehen durch Fusion der Kommissuren und sind meist rheumatischen Ursprungs, seltener Spätfolge einer Endokarditis, wobei ein Gradient von 10 mmHg und eine Öffnungsfläche < 1,0 cm² als Ausdruck einer schweren Stenose gewertet werden.

3.2.2 Operationsindikation

Die generelle Indikation für einen operativen Eingriff an der Mitralklappe ist gegeben, wenn sich der Patient im NYHA-Stadium III oder IV befindet, d.h. sie ist bei einer symptomatischen schweren Mitralklappeninsuffizienz, außer bei sehr schlechter linksventrikulärer Pumpfunktion (LVEF < 30 %), einfach zu stellen. Bei asymptomatischen Patienten gründet sich die Operationsindikation auf einer Verschlechterung der linksventrikulären Pumpfunktion (LVESD > 45 mm und/oder LVEF ≤ 60 %), auf neu aufgetretenes Vorhofflimmern oder eine linksatriale Dilatation (Volumenindex ≥ 60 ml/m²), sowie auf eine pulmonalarterielle Hypertonie in Ruhe (PAPsys > 50 mmHg) oder unter Belastung (PAPsys > 60 mmHg). Bei einer rekonstruierbaren Klappe wird die Indikation relativ großzügig gestellt (auch bei einer LVEF < 30 %), weil ein hoher Nutzen bei geringem Risiko gesehen wird (Vahanian et al. 2012).

Bei der Mitralklappenstenose definiert sich klassischerweise die Operationsindikation, abgesehen von der Symptomatik, über eine progrediente ventrikuläre Dysfunktion, die Bildung linksatrialer Thromben oder rezidivierende arterielle Embolien trotz adäquater Antikoagulation und neu aufgetretenes nicht konvertierbares Vorhofflimmern. In den neuen ESC-Leitlinien wird jedoch die perkutane Kommissurotomie (PMC) bei symptomatischen Patienten mit günstigen Voraussetzungen bevorzugt.

Schlechte PMC-Konditionen und damit Indikationen für ein offen chirurgisches Vorgehen sind
- hohes Alter,
- vorangegangene PMC,
- NYHA IV, permanentes Vorhofflimmern,
- schwere pulmonale Hypertonie,
- deutlich verkalkte Mitralklappe,
- hochgradige Stenose, schwere Trikuspidalklappeninsuffizienz.

Bei asymptomatischen Patienten ergibt sich die Indikation zu einer Intervention ab einer Mitralklappenöffnungsfläche < 1,5 cm². Bei günstigen Voraussetzungen für eine PMC und einem hohen thrombembolischen Risiko und/oder einem hohen Risiko für eine hämodynamische Dekompensation (belastungsabhängige Beschwerden) erfolgt wiederum primär eine PMC, andernfalls wird abgewartet, eine Operationsindikation ergibt sich gemäß ESC nicht. In Deutschland ist dies jedoch umstritten, d. h. es wird auch beim asymptomatischen Patienten mit einer Mitralöffnungsfläche < 1,0 cm² eine Operationsindikation gesehen (Daniel et al. 2006). Der pulmonalvaskuläre Widerstand spielt keine Rolle.

Bei der ischämiebedingten Mitralinsuffizienz ist die Operationsindikation nicht exakt definiert. Bei einer hochgradigen chronisch ischämischen Mitralklappeninsuffizienz ist eine Operation sicherlich sinnvoll, obwohl die Rezidivrate und das Langzeitüberleben im Vergleich zur degenerativen Mitralklappeninsuffizienz deutlich schlechter sind. Bei einem mittelgradigen Vitium ist der Nutzen bislang nicht eindeutig bewiesen, jedoch scheint die Korrektur des Mitralklappenfehlers bei gleichzeitiger aortokoronarer Bypass-Operation vorteilhaft zu sein. Im Einzelfall kann auch eine Belastungsuntersuchung sinnvoll sein. Hierbei wird die Vorlast durch Volumengabe auf über 15 mmHg angehoben oder die Nachlast durch Katecholamine erhöht. Zeigt sich bei einer der beiden Provokationsuntersuchungen eine Zunahme der Insuffizienz, gilt die Operationsindikation als gegeben.

Eine akute ischämische Mitralklappeninsuffizienz aufgrund einer Papillarmuskeldysfunktion wird zunächst (mit Hilfe einer intraaortalen Ballonpumpe (IABP)) medikamentös behandelt, d. h. das erste Lungenödem stellt per se noch keine Operationsindikation dar. Lässt sich der Patient jedoch hämodynamisch nicht stabilisieren, ist eine dringliche Indikation gegeben.

3.2.3 Operationsverfahren

- **Zugang – Standardtechniken**

Der Standardzugang für eine Mitralklappenoperation ist (bislang noch) die mediane Sternotomie, auch wenn die rechtsseitige anterolaterale Thorakotomie im 4. Interkos-

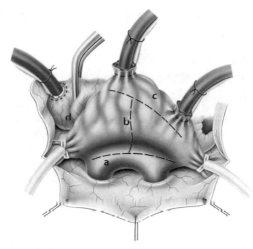

◘ **Abb. 3.3** Mitralzugänge: **a** linksatrialer Standardzugang, **b** Dubost-Zugang, **c** transatrial/transseptal (Guiraudon-Zugang), **d** über das Dach des linken Vorhofs

talraum inzwischen weit verbreitet ist. Hierbei sind mehrere Wege zur Mitralklappe möglich (◘ Abb. 3.3). Am häufigsten erfolgt eine direkte Eröffnung des linken Vorhofs kaudal der interatrialen Grube (Waterston-Furche) bis in die obere Lungenvene hinein. Ist die Klappe trotz Mitralretraktor kaum einzusehen, verbessern Klappennähte an den Kommissuren die Exposition. Durch Einlage einiger Kompressen unter das Herz kann der subvalvuläre Apparat besser eingesehen werden. Ein zweiter direkter Zugang ist über das linke Vorhofdach möglich, zwischen Aorta ascendens und V. cava superior – dieser wird aber isoliert nicht mehr genutzt. Die andere Möglichkeit besteht darin, über den rechten Vorhof transseptal vorzugehen. Bei einer Längsinzision des Septums, ausgehend von der Fossa ovalis, kann der Schnitt im Bedarfsfall bis in das Dach des linken Vorhofs weitergeführt werden (Guiraudon-Zugang) (Guiraudon et al. 1991). Dadurch wird eine gute Exposition der Mitralklappe geschaffen, jedoch u. U. die Blutversorgung des Sinusknotens verschlechtert, wodurch in bis zu 38 % der Fälle eine überwiegend temporäre (12 % dauerhaft) Sinusknotendysfunktion mit junktionalen Ersatzrhythmen beschrieben worden ist. Alternativ kann das Septum auch quer, d. h. vom linksatrialen Zugang in Richtung Fossa ovalis (Dubost-Zugang) (Brawley 1980), inzidiert werden. Schließlich kann die Mitralklappe auch transaortal angegangen werden, wobei jedoch die Aortenklappensegel verletzt werden können und die Sicht auf die Mitralklappe begrenzt ist. Eine transventrikuläre Versorgung der Mitralklappe ist ebenfalls möglich, wird aber nur in den Fällen vorgenommen, in denen eine Ventrikulotomie aufgrund weiterer chirurgischen Maßnahmen erfolgt. Die transseptalen Zugänge erfordern ein bikavale Kanülierung, andernfalls genügt eine 2-Wege-Kanüle.

▪ Zugang – minimalinvasive Techniken

In den vergangenen Jahren wurden kleine Zugänge für die Mitralklappenchirurgie entwickelt, durchgesetzt haben sich aber davon im Wesentlichen nur zwei:

1. Durch die Entwicklung des sogenannten Heartport-Systems ist eine kleine laterale Thorakotomie im 4. Interkostalraum rechts populär geworden, da über diesen Zugang nach Eröffnen des linken Vorhofs ein direkter Blick auf die Mitralklappe gewonnen werden kann. Allerdings muss stets durch den rechten Hemithorax hindurch operiert werden, wofür spezielle Instrumente notwendig sind (auch für das Einknoten der Klappe!). Der Anschluss der extrakorporalen Zirkulation erfolgt über die Leistengefäße, die Abklemmung der Aorta ascendens über eine transthorakale Klemme (separater Zugang) oder einen transfemoral eingebrachten Ballonkatheter. Da sich dieser Zugang nahezu beliebig verkleinern lässt und auch besonders für den Einsatz von Optiken und Operationsrobotern geeignet ist, sind die kosmetischen Ergebnisse hervorragend.

2. Eine partielle Sternotomie, überwiegend als obere L-förmige Sternotomie in den 4. Interkostalraum links, bietet ebenfalls ein gutes kosmetisches Bild, jedoch kann hier das herkömmliche Instrumentarium verwendet werden. Auch eine normale Kanülierung von Aorta, oberer und unterer Hohlvene ist möglich, sodass kein Leistenzugang erfolgen muss. Die Mitralklappe wird transseptal dargestellt, wobei eine Inzision des linken Vorhofdachs unumgänglich ist.

▪ Mitralklappenrekonstruktion

Die Möglichkeit einer solchen ergibt sich aus den anatomisch-pathologischen Befunden. Weitreichende Verkalkungen in den Klappensegeln oder im Anulus und ausgedehnte Gewebedefizite können eine Rekonstruktion unmöglich oder nicht sinnvoll machen. Eine adäquate präoperative Einschätzung der Rekonstruktionswahrscheinlichkeit erfordert eine transösophageale Echokardiographie.

Zahlreiche Rekonstruktionstechniken wurden entwickelt, jedoch nur wenige können als Standardmethode bezeichnet werden:

1. Bei einer Typ-1-Insuffizienz, d. h. einem erweiterten oder deformierten Anulus mit normaler Klappenbeweglichkeit, wird die Suffizienz der Klappe am besten dadurch wiederhergestellt, dass das anteriore und das posteriore Segel einander angenähert werden, wodurch sie (wieder) besser koadaptieren können (A2-P2: Koadaptationslänge 8 mm). Dies wird am einfachsten durch die Implantation eines Prothesenrings (Anuloplastie) erreicht. Hierzu können komplette Ringe (z. B. von Carpentier (Carpentier et al. 1971)) und ggf. auch Halbringe (z. B. von Cosgrove (Cosgrove et al. 1995)) verwendet werden. Sie stellen zudem das 3:4-Verhältnis des anteroposterioren zum transversalen Durchmesser unmittel-

bar wieder her. Die Größe des Prothesenrings richtet sich zuerst nach der Größe des anterioren Segels. Die Verwendung eines kleineren Rings ist möglich und wird bei schlechter linksventrikulärer Pumpfunktion und bei ischämischer Mitralklappeninsuffizienz sogar propagiert (Bolling et al. 1998); ein zu großer Ring ist dagegen ineffizient. In manchen Fällen ist es auch möglich, die (Koadaptions-)Fläche eines Segels zu vergrößern, indem ein Flicken basisnah eingenäht wird. Auch das Ablösen des posterioren Segels mit nachfolgender Raffung von Anulus und Segel wurde beschrieben (◙ Tab. 3.5).

Alternativ ist eine Rekonstruktion durch eine kommissurale Anuloplastik mit Raffnähten möglich, die heutzutage jedoch kaum noch verwendet wird. Zur Raffung der Kommissuren wurden verschiedene Techniken entwickelt: Filzarmierte Matratzennähte nach Wooler (Wooler et al. 1962) (Modifikation nach Boyd), eine fortlaufende Raffnaht nach Kay u. Egerton (1963) und multiple Raffnähte nach Reed (Reed et al. 1965)

In Situationen, in denen die Implantation eines Anuloplastierings oder einer Klappenprothese nicht möglich oder sinnvoll ist oder kein zufrieden stellender Klappenschluss nach Rekonstruktion erreicht wird, kann eine mediane Naht nach Alfieri (Maisano et al. 1998) erfolgen. Hierbei werden beide Klappensegel klappenrandnah in der Mitte (A2/P2) aneinander fixiert, wodurch zwei Neoostien entstehen.

2. Ein isolierter Prolaps des posterioren Segels (zumeist P2) wird in erster Linie durch eine quadranguläre (seltener trianguläre) Resektion nach Carpentier (Carpentier 1983; Carpentier et al. 1978) versorgt. Das prolabierte Segment wird reseziert, die verbleibenden Segelanteile werden miteinander vernäht und der in der Regel vergrößerte Anulus plikiert. Hierbei wird mancherorts bevorzugt, die Knoten auf die ventrikuläre Seite zu legen. Sind die Segelreste des posterioren Segels unterschiedlich oder > 1,5 cm lang bzw. hoch, erfolgt eine sog. »Sliding Plasty« (Jebara et al. 1993), um die verbleibenden Segelreste anzugleichen bzw. die Höhe des posterioren Segels auf 1,5 cm zu begrenzen (ansonsten Gefahr eines SAM: »systolic anterior motion« der Mitralklappe: Das vordere Segel prolabiert vor den Ausflusstrakt). Die posterioren Segel(reste) werden anulusnah ein- oder beidseitig inzidiert und anschließend wieder so refixiert, dass beide Segelenden gleich lang bzw. hoch werden und spannungsfrei miteinander vernäht werden können. Die »Sliding Plasty« hat den Vorteil, dass der Anulus nicht plikiert werden muss, und ist daher bei einer ausgedehnten P2-Resektion mit weitem Abstand der Segelreste und bei einem verkalkten, schwer zu raffenden Mitralanulus sinnvoll. Eine Alternative, insbesondere bei kleinem Anulus und relativ kleinen Segeln ohne großes Resektionspotenzial, ist die Implantation von Neochordae aus PTFE-Fäden (Größe 4-0 oder 5-0). Zumeist genügen zwei Neochordae, die am prolabierenden Segelrand und an den fibrösen Köpfen von einem oder beiden Papillarmuskeln fixiert werden.

◻ Tab. 3.5 Rekonstruktionsmaßnahmen bei Mitralklappeninsuffizienz

Anulusdilatation	Anulus	Anuloplastik (mit/ohne Anuloplastiering)
Prolaps AML[a]	Segel	Segelresektion (triangulär) Alfieri-Naht
	Chorda	Chordaplastik Chordatransfer (mit/ohne Segel) Chordasubstitution
	Papillarmuskel	Papillarmuskelplastik
Prolaps PML[b]	Segel	Segelresektion (quadrangulär) (mit/ohne Sliding-Technik) Alfieri Naht
	Chorda	Chordaplastik Chordasubstitution
	Papillarmuskel	Papillarmuskelplastik
	Anulus	Anuloplastik (mit/ohne Anuloplastiering)
Restriktion	Segel	Segelaugmentation
	Anulus	Anuloplastik (mit/ohne Anuloplastiering) Anuloplastiering
	Chorda	Chordasubstitution
	Papillarmuskel	Papillarmuskelplastik
Endokarditis	Segel	Segelsäuberung bei Vegetationen Patchplastik bei Perforation
	Anulus	Patchplastik bei Abszess/Defekt Anuloplastik bei Abszess/Defekt
	Chorda	Chordasubstitution bei Defekt

[a] anterior mitral leaflet
[b] posterior mitral leflet

Bei einem Prolaps des anterioren Segels gibt es ebenfalls zwei Möglichkeiten: Am häufigsten erfolgt eine Neochordae-Implantation, wobei über verschiedene Techniken 2–4 PTFE-Fäden verankert werden. Hierbei ist die richtige Längenmessung essenziell. Alternativ können prolabierende Anteile eines vergrößerten Segels (zumeist A2) keilförmig reseziert werden. Bei einem Abriss eines Sehnenfadens kann

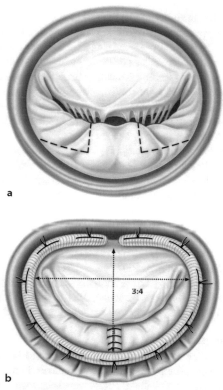

a

b

◻ Abb. 3.4 a, b Quadranguläre Resektion und »sliding plasty« bei posteriorem Prolaps: **a** Resektion des prolabierenden P2-Segments, **b** Sicherung der Rekonstruktion mit einem Carpentier-Ring

auch ein Sehnenfaden erster Ordnung vom posterioren zum anterioren Segel transponiert werden (Carpentier 1983). Das inzidierte posteriore Segel wird anschließend vernäht und der korrespondierende Anulus plikiert. Ein abgerissener Papillarmuskel kann reinseriert, ein elongierter Sehnenfaden kann durch Verlagerung des Papillarmuskelkopfes verkürzt werden (Carpentier et al. 1978). Nach Rekonstruktion der Klappensegel wird üblicherweise ein Ring zur Stabilisierung implantiert, der auch eine ausreichende Segelkoadaptation garantiert (◻ Abb. 3.4). Da es bei Verwendung eines starren kompletten Rings in 4–5 % dieser Fälle zu einer Obstruktion des linksventrikulären Ausflusstrakts (SAM) kommt, bevorzugen manche Operateure die Implantation eines posterioren Halbrings, bei dem dies nicht der Fall ist, andere favorisieren flexible Ringe.

Eine besondere Herausforderung ist die myxomatöse Degeneration mit exzessiv vergrößerten Klappensegeln (Barlow-Erkrankung). Zunächst wird das posteriore Segel über eine großzügige quadranguläre Resektion auf < 1,5 cm verkleinert und anschließend der Prolaps des anterioren Segels mittels Neochordae korrigiert. Für die Anuloplastik wird ein größenäquivalenter Ring verwendet, da keine Raffung des Mitralklappenanulus notwendig bzw. wünschenswert ist. In manchen Fällen, bei denen die Genese des Prolapses nicht ersichtlich ist, oder die Korrektur eines zentralen Prolapses beider Segel nicht gelingt, hat sich eine Alfieri-Naht (Maisano et al. 1998) bewährt.

3. Eine Restriktion der Segelbewegung (Typ 3) kann systolisch und/oder diastolisch erfolgen. Eine Fusion der Segel oder der Sehnenfäden wird durch eine Kommissurotomie und/oder eine Spaltung des entsprechenden Papillarmuskels wie bei einer Mitralstenose behandelt. Ein retrahiertes (überwiegend) posteriores Klappensegel im Rahmen einer ischämischen Mitralklappeninsuffizienz kann schwierig zu rekonstruieren sein. Am häufigsten wird ein spezieller Anuloplastiring mit einem verringerten anteroposterioren Durchmesser implantiert, damit das in der Regel kleine anteriore Segel sich dem retrahierten posterioren ausreichend nähern kann. Die Koadaptationslinie beider Segel liegt dann weit posterior. Alternativ kann das posteriore Segel mit einem ovalären Perikardflicken vergrößert werden, um die Retraktion auszugleichen. Auch in diesem Fall wird die Rekonstruktion durch einen geeigneten Anuloplastiering gesichert.

■ **Mitralklappenersatz**

Kann die Mitralklappe nicht rekonstruiert werden, ist ein Klappenersatz notwendig. Bei der Implantation einer Klappenprothese können theoretisch beide Mitralsegel weitgehend belassen werden. Der Erhalt des Papillarmuskelapparats führt hierbei zu einer besseren postoperativen Pumpfunktion. Problematisch ist dabei jedoch der mittlere Anteil des vorderen Segels, welcher vor der Ausflussbahn liegt. Bei einer biologischen Klappenprothese kann daher entweder das gesamte anteriore Klappensegel abgelöst und intakt am posterioren Anulus oder geteilt unter Resektion des mittleren Anteils an den Kommissuren nach Miki (Miki et al. 1988) verankert werden, oder aber der mittlere Bereich des anterioren Segels wird unter Belassung desselben exzidiert (David et al. 1983). Bei mechanischen Prothesen ist es nicht immer möglich, die Klappensegel partiell zu belassen, da die »Flügel« der Klappenprothesen mit der nativen Klappe interferieren können.

Die notwendige Prothesengröße hängt von der Körperoberfläche ab. Normalerweise ist eine Klappengröße von 27–29 mm ausreichend. Kleinere Prothesen sollten nur dann eingesetzt werden, wenn dies aufgrund der engen Klappenanatomie unabdingbar ist, da eine Erweiterungsplastik technisch sehr schwierig, komplikationsträchtig und nicht allgemein etabliert ist (Bauset u. Dagenais 2002). Bei größeren Anuli können entsprechend größere Prothesen eingesetzt werden. Bei schlechter linksventrikulärer Pumpfunktion hat sich allerdings eine Raffung des Mitralklappenanulus durch Implantation einer kleineren Prothese als vorteilhaft erwiesen (»downsizing«) (Bolling et al. 1998).

Als Klappennähte werden bevorzugt filzverstärkte Einzelnähte atrioventrikulär eingebracht, aber es sind auch ventrikuloatriale Stiche und fortlaufende Nahttechniken möglich. Eine mechanische Klappenprothese wird zumeist rechtwinklig zum Septum ausgerichtet, d. h. die Prothesensegel stehen rechtwinklig zu den nativen Klappensegeln, da dies hämodynamisch günstiger ist. Bei Reinsertion der Papillarmuskulatur des vorderen Segels an den Kommissuren kann bei Doppelflügelprothesen u. U. eine anatomische Klappenausrichtung vorteilhaft sein, da das am kommissuralen Klappenanulus fixierte vordere Klappensegel dann im Bereich der Prothesenscharniere zu liegen kommt und so den Klappenschluss der Prothese am wenigsten beeinträchtigen kann. Bei Bioprothesen mit Gerüst sollten die Stents so ausgerichtet werden, dass der linksventrikuläre Ausflusstrakt nicht verlegt wird. Dementsprechend werden die Stents idealerweise auf 10 Uhr und 2 Uhr ausgerichtet.

■ **Herzohrresektion/-exklusion**

Durch die Renaissance der chirurgischen Ablation des Vorhofflimmerns ist die Resektion des Herzohrs in einigen Kliniken zum Standard bei allen Mitralklappeneingriffen geworden. Die Verwendung eines Klammernahtgeräts hat aufgrund der häufig dünnen Wandverhältnisse zu Blutungskomplikationen geführt, weswegen mancherorts eine überwendliche Naht oder ein spezieller Clip bevorzugt wird. Einfacher und sicherer ist es, unmittelbar nach dem Ersatz oder der Rekonstruktion der Mitralklappe das Herzohr von innen zu übernähen.

3.2.4 Intraoperative Probleme/Komplikationen

Schwierig gestaltet sich ein Mitralklappeneingriff, wenn der linke Vorhof sehr klein ist. Bei einem transatrialen Zugang empfiehlt es sich, die Inzision in Richtung des linken Vorhofdachs oder der rechten oberen Lungenvene zu erweitern. Bei einem ausschließlich linksatrialen Zugang ist eine möglichst vollständige Separation der V. cava superior vom linken Vorhofdach vorteilhaft, da der nachfolgende Vorhofverschluss dadurch wesentlich einfacher wird. Bei extrem engen Verhältnissen kann die Mitralklappe u. U. nur nach einer Durchtrennung der V. cava superior erreicht werden.

Das Hauptproblem einer Mitralklappenrekonstruktion ist ein unbefriedigendes Operationsergebnis. Liegt nach Rekonstruktion eine verbleibende Mitralinsuffizienz vor, muss geprüft werden, ob diese akzeptabel ist, ob sie durch weitere Maßnahmen reduzierbar ist oder ob ein Klappenersatz notwendig ist. Analoges gilt nach dem Auftreten eines SAMs. Transvalvuläre Gradienten als Ausdruck einer leicht- bis mittelgradigen Mitralstenose infolge einer Reduktion des Mitralklappendiameters scheinen nicht bedeutend zu sein. Seltene Komplikationen sind Nahtausrisse an einem fragilen Mitralklappenanulus mit konsekutivem Ablösen des Anulosplastierings (paravalvuläres Leck möglich) sowie Neochordaeausrisse an Segel oder Papillarmuskel. Zu tiefe Stiche im Bereich der anterolateralen Kommissur können zu einer Verletzung der Aortenklappe im Bereich des akoronaren Segels führen, posterolateral kann eine Verletzung des R. circumflexus die Folge sein.

Beim Mitralklappenersatz kann ein schwer verkalkter Anulus die Implantation schwierig gestalten. Tiefe Stiche sind aufgrund der Verletzungsgefahr des R. circumflexus gefährlich. Ein Débridement des Anulus ist risikoreich, aber möglich. Hauptgefahr sind die Ventrikelruptur bzw. eine atrioventrikuläre Dissoziation. (Eine solche kann auch nach Luxation des Herzens im Anschluss an eine Mitralklappenimplantation erfolgen.) Die lokale Rekonstruktion einer atrioventrikulären Dissoziation mit filzunterlegten Nähten (unter Belassung der implantierten Klappenprothese) ist mit einer hohen Letalität assoziiert. Vorteilhafter ist es, die Klappenprothese wieder zu entfernen und den Defekt mit einem halbkreisförmigen Perikardflicken zu decken (David 1987). Im Zweifelsfall ist es besser, einen extrem verkalkten Anulus nicht anzurühren und die Klappe an der Vorhofwand zu fixieren. Hierzu kann der Nahtring mit einem 1 mm starken Gore-Tex-Blatt vergrößert werden.

3.2.5 **Ergebnisse**

Das mittlere Operationsrisiko für eine Mitralklappenoperation liegt in Deutschland bei 4,5 %. Hierbei wird das Risiko für eine Mitralrekonstruktion mit 1,8 % und für einen Klappenersatz mit 9,5 % angegeben. Ebenso selektionsbedingt zeigen auch die minimal-invasiven Eingriffe (2,5 %) ein niedrigeres Risiko als das Standardverfahren über eine Sternotomie (6,0 %). Ein kombinierter Eingriff an Mitral- und Aorten- oder Trikuspidalklappe hat ein etwa 8 %iges Letalitätsrisiko (Funkat et al. 2012).

Die klappenbezogenen Komplikationsraten sind bei mechanischen Prothesen relativ niedrig. Die Inzidenz für Thrombembolien z. B. für die SJM-Klappe liegt bei 1,6 % pro Patientenjahr und für Klappenthrombosen bei 0,09 % pro Patientenjahr. Antikoagulationsbedingte Blutungen treten mit einer Häufigkeit von 0,18 % pro Patientenjahr auf, das Endokarditisrisiko liegt bei 0,06 % pro Patientenjahr.

Bioprothesen (z. B. Perimount®) weisen in zehn Jahren in < 10 % der Fälle Thrombembolien und antikoagulationsbedingte Blutungen auf. Die strukturelle Degeneration der Bioklappen ist altersabhängig und liegt bei unter 40-Jährigen bei etwa 20 % in zehn Jahren, bei über 60-Jährigen dagegen < 5 %.

Bei einer akuten Endokarditis beträgt das Reinfektionsrisiko nach prothetischem Mitralklappenersatz 8–20 %, unabhängig vom Klappentyp. Die 5-Jahres-Überlebensrate nach nativer Klappenendokarditis liegt bei 70–80 %, bei einem Mitralklappenersatz infolge einer Prothesenendokarditis < 50 %.

3.3 Trikuspidalklappenvitien

3.3.1 Anatomie/Pathologie

Die Trikuspidalklappe besteht aus einem anterioren, einem posterioren und einem septalen Segel. Das anteriore Segel ist das größte, das posteriore das kleinste Segel. Das septale Segel ist am Herzskelett fixiert. Ein großer anteriorer Papillarmuskel versorgt alle drei Segel und entspringt an der freien Wand. Zusätzlich finden sich akzessorische Papillarmuskeln, welche am Septum inserieren. Im Koch-Dreieck, welches durch den septalen Trikuspidalanulus, die Todaro-Sehne (Fortsetzung der Valvula Vv. cavae inferioris) und den Koronarsinus begrenzt ist, liegen der AV-Knoten und das His-Bündel.

Primäre Trikuspidalklappenstenosen sind sehr selten, meist rheumatisch bedingt und häufig mit weiteren Klappenerkrankungen kombiniert. Eine schwere Stenose ist bei einem mittleren rechten Vorhofdruck > 10 mmHg oder einem Gradienten von 5 mmHg sowie einer Öffnungsfläche < 2 cm² gegeben. (Anmerkung: Nach einem prothetischen Klappenersatz mittels biologischer oder mechanischer Klappe liegt der transvalvuläre Gradient bei etwa 3–4 mmHg!)

Viel häufiger besteht eine Klappeninsuffizienz, zumeist sekundär, d. h. funktionell, aufgrund einer Anulusdilatation als Folge einer Linksherzerkrankung (Mitralklappenerkrankung, Linksherzversagen) oder einer pulmonalen Hypertonie. Hierbei kommt es zu einer Dilatation des anterioren und insbesondere des posterioren Anulus, das septale Segel bliebt aufgrund seiner Fixierung am Herzskelett weitgehend unverändert. Die Einteilung des Insuffizienzausmaßes erfolgt analog der Mitralklappe (▶ Abschn. 3.2.1). Eine primäre Trikuspidalklappeninsuffizienz ist nicht selten Folge einer Endokarditis, wobei Drogenabhängige besonders gefährdet sind (Fixerendokarditis). Selten findet sich auch eine Trikuspidalklappeninsuffizienz nach einem Polytrauma. Darüber hinaus können Schrittmacher- und Implantierbare Kardioverter-Defibrillatoren (ICD)-Elektroden eine Klappeninsuffizienz verursachen. Bildgebend ist eine hochgradige Insuffizienz definiert als eine V. contracta $\geq$ 7 mm, eine Regurgitationsvolumen $\geq$ 45 ml eine Regurgitationsöffnung $\geq$ 0,40 cm², ein PISA-Radius > 9 mm und eine systolische Flussumkehr in den Lebervenen. Eine signifikante Trikuspidalanulusdilatation liegt bei einem diastolischen Durchmesser $\geq$ 40 mm bzw. $\geq$ 21 mm/m² im transthorakalen 4-Kammerblick vor.

3.3.2 Operationsindikation

Die Indikation ergibt sich zumeist aus der Klinik, d. h. einem Low-output-Syndrom mit NYHA-III- bis NYHA-IV-Symptomen oder Zeichen einer Leberstauung, Aszites und peripheren Ödemen, die medikamentös nicht mehr zu kontrollieren sind. Formal besteht eine Operationsindikation bei symptomatischen Patienten mit hochgradiger

Trikuspidalstenose oder –insuffizienz und bei asymptomatischen Patienten mit sich verschlechternder rechtsventrikulärer Funktion. Bei einer simultanen Korrektur linksseitiger Klappenvitien wird die Indikation zur Trikuspidalklappenkorrektur großzügiger stellt, d. h. bereits bei einer mittelgradigen Insuffizienz. Liegt eine Anulusdilatation ($\geq$ 40 mm bzw. $\geq$ 21 mm/m^2) vor, wird eine operative Korrektur selbst gering- oder mittelgradiger Insuffizienz empfohlen (Vahanian et al. 2012).

Bei der Indikationsstellung zur Operation muss auch die Klappenmorphologie berücksichtigt werden. Eine bedeutsame Trikuspidalklappeninsuffizienz aufgrund einer Endokarditis sollte stets versorgt werden, da diese sich nicht bessern kann, während funktionelle Insuffizienzen selbst bei einem höheren Schweregrad teilweise reversibel sein können. Gründe für einen (simultanen) Trikuspidalklappeneingriff bei einer sekundären Insuffizienz sind eine erhebliche und lang anhaltende Insuffizienz ohne zwischenzeitliche Besserung, eine lange bestehende rechtsventrikuläre Dilatation und eventuell eine sekundäre pulmonale Hypertonie bei guter rechtsventrikulärer Pumpfunktion.

3.3.3 Operationsverfahren

Die Operationstechnik orientiert sich an der Klappenpathologie. Bei organischen Klappenerkrankungen (rheumatische Ursache, Endokarditis) ist häufig ein Klappenersatz indiziert, bei funktionellen Veränderungen mit normalen Klappensegeln stets eine Klappenrekonstruktion. Eingriffe am rechten Herzen und damit auch der Trikuspidalklappe können nicht nur am stillgestellten, sondern auch am schlagenden bzw. flimmernden Herzen durchgeführt werden. In jedem Fall müssen beide Hohlvenen kanüliert und mit Tourniquets okkludiert werden.

Leicht- bis mittelgradige Insuffizienzen können durch eine DeVega-Plastik korrigiert werden, auch wenn heutzutage überwiegend Anuloplastieringe bevorzugt werden (DeVega 1972). Hierbei wird der Bereich des anterioren und posterioren Segels durch eine (doppelte) filzarmierte intraanuläre Raffnaht verengt (■ Abb. 3.5). Häufig wird die Modifikation nach Alonso-Lej bevorzugt, bei der eine Naht entlang des Anulus und die zweite überwendlich über die erste gestochen wird. Die Naht wird über zwei Finger oder besser über einen Klappenprüfer (Größe 29–33) geknotet, um die Reduktion der Klappenöffnungsfläche (auf etwa 4 cm^2) exakter durchführen zu können.

Bei hochgradigen Trikuspidalklappeninsuffizienzen werden stets Anuloplastieringe verwendet. Am häufigsten werden rigide (Carpentier-Edwards- (Carpentier et al. 1971)) Ringe, seltener hemirigide oder flexible Ringe implantiert (Duran u. Ubago 1976). Flexible Ringe haben den Vorteil, dass die physiologische Verformung des Klappenanulus weiterhin möglich ist. Die Nähte (meist ohne Filze) werden im Anulus gestochen, wobei der Bereich des Reizleitungssystems frei bleibt.

Im Rahmen umfassenderer rekonstruktiver Maßnahmen können auch eine kommissurale Plikatur oder eine anuläre Raffung im Bereich des posterioren Segels (Kay-

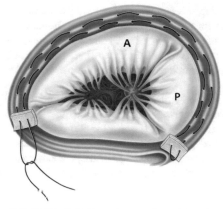

◻ Abb. 3.5 Klassische DeVega-Plastik; Raffung des anterioren (A) und posterioren (P) Segels durch eine intraanuläre Raffnaht

Plastik (Kay et al. 1965)) erfolgen. Klappensegel können partiell ersetzt oder transponiert werden, ein oder mehrere Neochordae können eingesetzt werden und selbst eine zentrale Vernähung aller drei Segel ist möglich (»trikuspidale Alfieri-Plastik«) (De Bonis et al. 2004).

Beim Trikuspidalklappenersatz werden die Nähte bevorzugt atrioventrikulär wie beim Mitralklappenersatz geführt. Im Septumbereich sollten sie jedoch nicht durch den Anulus, sondern durch das Segel selbst gestochen werden, um eine Verletzung des His-Bündels zu vermeiden. Aus diesem Grund sollten die Klappensegel septal nicht vollständig reseziert werden. Bei sehr zarten Verhältnissen kann es ratsam sein, das Widerlager der Klappennähte durch eine Plikatur belassener Segelanteile zu verstärken. Hinsichtlich der Klappenwahl ist zu bedenken, dass bei Implantation einer mechanischen Klappe kein Swan-Ganz-Katheter oder ein ventrikuläres Schrittmacherkabel mehr eingebracht werden können, wogegen dies bei Verwendung einer biologischen Klappenprothese möglich ist. Bei Bioprothesen sollte das größte Klappensegel auf den anterioren Klappenanulus orientiert werden, da hier der rechtsventrikuläre Ausflusstrakt liegt.

3.3.4 Intraoperative Probleme/Komplikationen

Bei einer DeVega-Plastik muss die Naht ausreichend tief gestochen werden, ansonsten kann sie ausreißen. Dies gilt in identischer Weise auch bei der Implantation eines Anuloplastierings, sofern keine filzverstärkten Nähte verwendet werden.

Bei der Klappenimplantation, d. h. bei atrioventrikulärer Stichweise, ergeben sich Probleme durch das im Septum verlaufende His-Bündel. Durch zu tiefe Stiche im Bereich des septalen Anulus kann ein AV-Block entstehen, der später eine Schrittmacherimplantation notwendig werden lassen kann. Wird eine Klappenimplantation am schlagenden Herzen durchgeführt, kann ein AV-Block frühzeitig erkannt und ggf. vermieden werden.

Liegt eine ventrikuläre Schrittmacher- oder ICD-Sonde über die Trikuspidalklappe hinweg, ist die Implantation eines offenen Anuloplastierings problemlos möglich, ein Klappenersatz jedoch nicht. Für Letzteren muss die ventrikuläre Elektrode entfernt und später durch eine Bioklappe wieder neu platziert werden. Kann die Elektrode nicht gewechselt werden oder ist ein mechanischer Klappenersatz notwendig, kann die vorhandene Elektrode nur zwischen Anulus und Klappenring »fixiert« werden. Bei einer späteren Sondendysfunktion muss die Elektrode still gelegt und eine epikardiale Sonde implantiert werden.

3.3.5 Ergebnisse

Das Operationsrisiko für einen isolierten Trikuspidalklappeneingriff liegt bei etwa 9 %, bei Kombination mit einem Mitraleingriff bei 7,8 %. Im Langzeitverlauf ist der Trikuspidalklappenersatz problematisch, da häufig eine begleitende linksventrikuläre (Klappen-)Erkrankung vorliegt und auch eine strenge Antikoagulation notwendig ist, um Klappenthrombosen zu vermeiden. Die 10-Jahres-Überlebensraten nach einer Rekonstruktion oder einem Ersatz der Trikuspidalklappe sind ungefähr gleich und liegen bei etwa 50 %.

3.4 Mehrfachklappeneingriff

Bei ihm (Aorten-, Mitral- und Trikuspidalklappe) ist aufgrund der relativ langen Ischämiezeit eine gute Protektion des Herzens wichtig. Eine moderate Hypothermie und eine retrograde Gabe von Kardioplegielösung sind zu empfehlen. Darüber hinaus sollte folgendermaßen vorgegangen werden: Zunächst wird die Aortenklappe dargestellt und exzidiert, und die Klappennähte werden vorgelegt. Die Aortenprothese wird aber noch nicht implantiert, was den Mitraleingriff erleichtert. Die Mitralklappe wird komplett versorgt, d. h. die Klappe wird rekonstruiert oder exzidiert und ersetzt. Hiernach wird die Aortenklappe über die bereits vorgelegten Klappennähte implantiert. Abschließend wird die Trikuspidalklappe versorgt, was auch nach Freigabe der Koronarperfusion am flimmernden oder schlagenden Herzen erfolgen kann. Das Risiko ist hoch, es liegt bei 14 %. Die 10-Jahres-Überlebensrate bei Verwendung biologischer und mechanischer Klappen ist ähnlich und liegt bei etwa 45–60 %. Das heißt, die

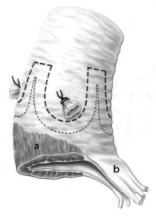

◻ Abb. 3.6. Kommerziell erhältlicher Homograft mit a septaler Muskulatur und b Teilen des vorderen Mitralsegels

Verwendung zweier biologischer Klappen birgt keinen prognostischen Vorteil im Vergleich zur Verwendung zweier mechanischer Klappen beim Doppelklappenersatz!

3.5 Gerüstfreie Klappen

3.5.1 Homograft/Stentlessklappe

Homografts sind konservierte Leichenklappen, wobei Aorten- und Pulmonalklappen kryokonserviert kommerziell erhältlich sind (◻ Abb. 3.6). Sie werden innerhalb von 24 h nach dem Tod entnommen, in einem Antibiotika-Nährlösungs-Gemisch für 24 h inkubiert, in einer Nährlösung, die 10 %iges Dimethylsulfoxid (DMSO) enthält, auf -196 °C gekühlt und anschließend in Flüssigstickstoff gelagert. Die Implantation von Homografts ist beim Aorten- und Pulmonalklappenersatz Routine, der Mitralklappenersatz hat keine klinische Reife erlangt. Die Vorteile ihrer Verwendung liegen in der Verfügbarkeit auch kleiner Größen (kein Gradient!), der fehlenden Notwendigkeit einer Antikoagulation und geringen Komplikationsraten, da weder Thrombembolien, noch paravalvuläre Lecks oder Hämolysen auftreten. Daher kann eine Implantation bei Patienten jeden Alters erfolgen. Besonders vorteilhaft sind sie bei einer Endokarditis mit ausgedehnten Gewebedestruktionen, da hierbei eine Implantation von Kunststoff vermieden werden kann und eine gewisse Anmodellierung des Homografts möglich ist, sowie bei Frauen mit Kinderwunsch und bei sportlich sehr aktiven Menschen. Vitale patienteneigene Pulmonalklappen, sog. Autografts, sind bei Kindern und Jugendlichen aufgrund

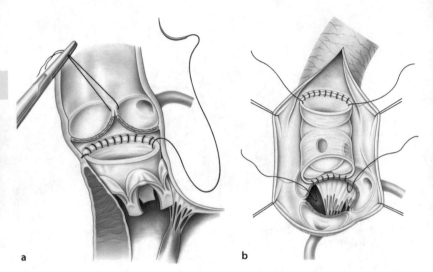

a   b

◻ **Abb. 3.7 a, b** Subkoronare und Miniroot-Technik. **a** Anlage der unteren Nahtreihe nach Ein-
stülpen der Klappe bei der subkoronaren Technik, **b** Miniroot-Technik mit Reinsertion der Koro-
nararterienostien in den Homograft

des Wachstumspotenzials besonders vorteilhaft (▸ Abschn. 3.5.2). Kontraindiziert sind
Homografts bei Bindegewebserkrankungen wie dem Marfan-Syndrom, akuten rheumatischen Erkrankungen und verkalkten Koronarostien. Die Haltbarkeit der Homografts
liegt theoretisch über der von Bioprothesen. Da sie biologischer Natur sind, unterliegen
sie aber auch Degenerationsmechanismen, die Reoperationsrate liegt bei etwa 10 % in
zehn Jahren.

Stentlessklappen sind von Schweinen entnommene Aortenklappen mit unterschiedlichen Anteilen an Aortenwand, die zur besseren Implantation am unteren Ende
mit einem Nahtring versorgt wurden, oder aus Rinderperikard hergestellte künstliche
Klappen. Sie enthalten aber kein stabilisierendes Metallgerüst und stehen in Standard-
größen zur Verfügung. Porcine Stentlessklappen mit einem tubulären Aortenanteil
können sowohl für einen biologischen Klappenersatz als auch für einen Aortenwurzelersatz verwendet werden. Im Langzeitverlauf zeigen Stentlessklappen trotz besserer
hämodynamischer Eigenschaften keinen Überlebensvorteil.

Zur Implantation wird der Homograft in warmem Wasser aufgetaut und anschließend das DMSO ausgespült. Die Reste des Mitralsegels und des muskulären Septums
werden abgetrennt, sodass unterhalb der Klappe ein 2–3 mm langer Rand bestehen
bleibt. Die Stentlessklappe muss nur, wie herkömmliche Bioklappen auch, gespült
werden.

Die Implantation des Homografts bzw. einer Stentlessklappe kann auf dreierlei Weise erfolgen:

- Subkoronare (Freihand-)Technik
- Miniroot-Technik
- Wurzelersatztechnik

Das subkoronare Vorgehen (◙ Abb. 3.7) ist am ältesten. Nach querer oder schräger Aorteninzision wird die Aortenklappe exzidiert und der Anulus debridiert. Beim Ausmessen entscheidet man sich eher für eine etwas größere Klappe, um einen sicheren Klappenschluss zu erreichen. Bei der tubulären Stentlessklappe bzw. dem Homograft werden die Klappensinus exzidiert, bei den Rinderperikardklappen und einigen porcinen Aortenklappen sind diese frei. Die (evtl. zunächst eingestülpte) Klappe wird an ihrer Basis durch fortlaufende Naht oder filzarmierte Einzelnähte zirkulär in Höhe des Klappensinusunterrands fixiert. Anschließend wird ihr Oberrand bzw. die Koronarsinus mit der nativen Aorta vernaht, wobei die Koronarostien frei bleiben. Die Implantationstechnik ist anspruchsvoll, verhindert aber eine Dilatation der Neoaortenwurzel.

Bei der Miniroot-Technik (»inclusion cylinder«-Technik) wird eine tubuläre Klappe (Aortenklappe und angrenzende Aorta) implantiert (Bentall-Technik (Bentall u. De Bono 1968)). Die Aorta wird etwa 2 cm oberhalb des rechten Koronarostiums über ⅔ der Zirkumferenz quer eröffnet (◙ Abb. 3.7). Nach Exzision der Aortenklappe und Debridement des Anulus erfolgt das Ausmessen der Klappengröße. Ist der Durchmesser im sinotubulären Übergang um mehr als 15 % größerer als im Anulus, kann eine Verkleinerung des akoronaren Sinus über eine Plikatur vorteilhaft sein, um einer Klappeninsuffizienz vorbeugen. Die optimale Klappengröße ist umstritten. Eine um eine Größe größere Prothese füllt u. U. die nativen Aortenklappensinus besser aus. Ein weiteres Problem kann sich bei einem tief liegenden rechten Koronarostium ergeben. Wird dieses oder der linksventrikuläre Ausflusstrakt durch den textilverstärkten Prothesenring verlegt, empfiehlt sich eine Rotation der Prothese, sodass der Textilring akoronar zu liegen kommt. Zur Implantation wird zunächst der Klappenring der Prothese in einer nahezu horizontalen Ebene, welche weitgehend dem tiefsten Punkt des Aortenklappenanulus entspricht, mit einzelnen oder mehreren fortlaufenden Nähten fixiert. Zwei initiale Haltenähte, welche an den Koronarostien orientiert sind, erleichtern eine korrekte Platzierung der Klappenprothese. Nach Fixation des Prothesenanulus werden die Bereiche der Koronarostien an der Prothese exzidiert und die Koronarostien anastomosiert. Der akoronare Sinus sollte belassen werden, da dadurch die Prothesenanatomie besser erhalten bleibt. Zuletzt wird der Oberrand der Prothese mit einer fortlaufenden Naht fixiert, idealerweise endet die Prothese an der Aortotomie.

Beim Aortenwurzelersatz wird neben der kranken Aortenklappe auch die Aorta ascendens bis knapp oberhalb des Klappenanulus reseziert, die Koronarostien werden aus der Aortenwand isoliert und über etwa 1 cm mobilisiert. Die Implantation der

tubulären Klappe/des Homografts erfolgt am belassenen Aortenanulus durch filzarmierte Einzelnähte wie beim herkömmlichen Klappenersatz. Nach Anlage zweier
korrespondierender Öffnungen an der Klappenprothese werden die isolierten Koronarostien jeweils mit einer fortlaufenden Naht reinseriert. Abschließend wird der
Oberrand der Klappe mit dem distalen Aortenende End-zu-End anastomosiert. Eine
Ummantelung erfolgt nicht. Auch hierbei kann die Rotation der Klappe um 120 °
sinnvoll sein (▶ Abschn. 5.1.4).

3.5.2 Ross-Operation

Bei der Ross-Operation werden die eigene Pulmonalklappe als Autotransplantat in
Aortenposition (Autograft) und ein Homograft in Pulmonalposition implantiert (Ross
1967). Begründet wird dieser komplexe Eingriff damit, dass pulmonale Autografts in
Aortenposition länger halten als aortale Homografts (Allografts) und Homografts in
Pulmonalposition länger als in Aortenposition halten. Da die eigene Pulmonalklappe
im Gegensatz zu den meisten kommerziell erhältlichen Homografts vital ist, erfüllt sie
darüber hinaus die Qualitätskriterien einer optimalen Klappe hinsichtlich Morpho-
logie, Hämodynamik, Kompatibilität, Vitalität, Sterilität, Wachstumsfähigkeit und
Geräuschentwicklung am besten. Der entscheidende Nachteil der Ross-Operation
besteht darin, dass aus einer 1-Klappen-Erkrankung eine 2-Klappen-Erkrankung entsteht.

Durchgeführt wird die Ross-Operation bei Patienten nahezu jeden Alters, sofern
noch eine Lebenserwartung von mindestens 20 Jahren besteht. Sie ist auch bei jungen
Patienten mit einer Prothesendysfunktion nach biologischem oder mechanischem
Klappenersatz und bei einer Endokarditis möglich, sofern diese auf die Aortenwurzel
begrenzt ist. Besonders profitieren auch Sportathleten von der fehlenden Notwendigkeit der Antikoagulation und den optimalen hämodynamischen Eigenschaften, da sie
damit ihre volle Leistungsfähigkeit entfalten können. Kontraindikationen sind eine
Mehrklappenpathologie, eine schwere koronare Herzerkrankung, eine deutliche Ein-
schränkung der linksventrikulären Pumpfunktion und auch das Marfan-Syndrom.

Die Operationsletalität bei der Ross-Operation beträgt 2–5 %. Früh postoperativ
bestehende Aorteninsuffizienzen, insbesondere bei der subkoronaren Technik, sind
hauptsächlich auf technische Mängel zurückzuführen, eine Progression wird nur selten
beobachtet. Die pulmonalen Homografts entwickeln zu einem geringen Prozentsatz
Druckgradienten, die auf Abstoßungsreaktionen und Degeneration zurückgeführt
werden. Die Ergebnisse der Ross-Operationsdatenbank weisen eine initiale Reoperationsrate für den Autograft von 4 % und für den Homograft von 1,3 % auf. Seitens des
Langzeitverlaufs können am aortalen Wurzelersatz und an der Pulmonalarterie progressive Dilatationen auftreten. Technische Modifikationen bei denen das Autograft
mit einer Dacronprothese ummantelt wird, haben sich jedoch nicht weitreichend

durchgesetzt (Ungerleider et al. 2010). Die Reoperationsrate beim Autograft liegt nach zehn Jahren bei etwa 10–15 %. Ross (1967) selbst berichtete über eine Reoperationsrate von nur 52 % in 19 Jahren, wobei die 10-Jahres-Überlebensrate bei etwa 90 % lag.

3.6 Endokarditis

Eine Endokarditis wurde erstmals durch Kay (Kay et al. 1961) 1961 chirurgisch angegangen, wobei Vegetationen von C. albicans an einer Trikuspidalklappe entfernt wurden. Über einen Aortenklappenersatz bei einer aktiven Endokarditis, verursacht durch Serratia marcescens, wurde danach 1965 durch Wallace (Wallace et al. 1965) berichtet. Mittlerweile sind Klappenrekonstruktion und -ersatz Standard in der Endokarditischirurgie.

Das Lebenszeitrisiko für eine infektiöse Endokarditis in der Normalbevölkerung beträgt 5–7:100000 Patientenjahre. Bei Patienten mit Mitralklappenprolaps ohne Insuffizienz wird es unverändert, bei Mitralklappenprolaps mit begleitender Insuffizienz 10-fach erhöht angenommen. Nach einem normalen Herzklappenersatz steigt es auf das 60-fache, nach Klappenersatz infolge einer Endokarditis auf das 100-fache. Bei Patienten mit Klappenersatz wegen einer Klappenprothesenendokarditis ist das Risiko mehr als 350-fach höher (2160:100000 Patientenjahre).

Als initiales Ereignis wird die Formierung thrombotischer Auflagerungen auf dem Endothel infolge eines turbulenten Flusses im Bereich von Engstellen oder endothelialen Läsionen angesehen, wonach es zur Adhäsion der Mikroorganismen und nachfolgender Kolonisation der thrombotischen Auflagerungen kommt. Durch die fortgesetzte Anlagerung von Fibrin und Thrombozyten entstehen Vegetationen, die mit Mikroorganismen besiedelt werden. Thrombembolien sind häufig und treten in 20–50 % der Fälle auf, nach Einleitung einer Antibiose nur noch in 6–21 %. Am höchsten ist das Embolierisiko in den ersten zwei Wochen der Antibiotikatherapie.

Die Diagnose einer infektiösen Endokarditis wird über die (modifizierten) Duke-Kriterien gestellt (Naber et al. 2007) (◘ Tab. 3.6). Diese basieren auf dem Nachweis mindestens zweier positiver Blutkulturen und einem entsprechenden echokardiographischen Befund bzw. neu auftretender Klappeninsuffizienz (Hauptkriterien). Nebenkriterien sind
- Fieber,
- vaskuläre Komplikationen (septische Infarkte, intrakranielle Blutung, konjunktivale Blutungen, Janeway-Läsionen),
- immunologische Phänomene (Glomerulonephritis, Osler-Knoten, Roth-Flecken),
- Prädisposition,
- mikrobiologischer Infektionsnachweis.

Als beweisend gilt das Vorhandensein beider Hauptkriterien, eines Hauptkriteriums und drei Nebenkriterien oder das Vorliegen aller fünf Nebenkriterien (Li et al. 2000).

◘ **Tab. 3.6** Duke-Kriterien für eine Endokarditis

Hauptkriterien

Positive Blutkultur	Typische Mikroorganismen in mindestens zwei separaten Blutkulturen	a) Str. viridans, Str. bovis, HACEK-Organismen[a] b) S. aureus o. Enterokokken ohne Primärfokus
	Persistenz der Mikroorganismen	2 positive Blutkulturen > 12 h oder 3 Blutkulturen > 1 h auseinander
Endokardiale Beteiligung	Pathologisches Echo	Vegetationen, Abszess, neue Dehiszenz einer Klappenprothese
	Neue Klappeninsuffizienz	

Nebenwirkungen

Prädisposition	Herzfehler, Drogenabusus
Fieber	Temperatur > 38 °C
Gefäßleiden	Embolie, intrakranielle und konjunktivale Hämorrhagie, Janeway-Läsionen, mykotische Aneurysmen, septischer Pulmonalinfarkt
Immunologische Befunde	Glomerulonephritis, Osler-Knoten, Rheumafaktoren, Roth'sche Flecken
Mikrobiologischer Befund	Positive Blutkultur, aber kein Hauptkriterium
Echokardiographiebefund	Pathologisch, aber kein Hauptkriterium

[a] HACEK = Haemophilus spp, Actinobacillus spp,. Cardiobacterium hominis, Eikenella corrodens, Kingella kingae

Mikrobiologisch lassen sich bei der nativen Klappenendokarditis vorwiegend Streptococcus viridans (36 %), Staphylococcus aureus (21 %) und andere Streptokokken (11 %) nachweisen, während die Prothesenendokarditis v.a. durch eine Besiedelung mit Staphylococcus epidermidis (23 %), Streptococcus viridans (18 %) und Staphylococcus aureus (9 %) entsteht.

Die jahrelang gültigen Leitlinien zur Endokarditisprophylaxe wurden 2007 geändert. Sie benennen eine unzureichende Evidenz der Effektivität der medikamentösen

▣ Tab. 3.7 Operationsindikation bei Endokarditis	
Herzinsuffizienz	Hochgradige Klappeninsuffizienz Schweres Lungenödem/kardiogener Schock durch das Klappenvitium
Nicht kontrollierbare Infektion	Abszess- oder Fistelbildung zunehmende Vegetationen anhaltendes Fieber und positive Blutkulturen > 7–10 Tage, Infektion durch Pilze oder multi- resistente Keime
Emboolieprävention	Vegetationen > 15 mm Vegetationen > 10 mm und eine oder mehrere Embolien bzw. weitere Komplikationen

Endokarditisprophylaxe und empfehlen sie nur noch bei Patienten mit erwartungs-
gemäß schwerem Verlauf einer Endokarditis. Darüber hinaus unterstreichen sie die
Bedeutung der Mundhygiene für die Prophylaxe einer infektiösen Endokarditis[1].

3.6.1 Operationsindikation

Die Indikation zum herzchirurgischen Eingriff ist für die native Klappenendokarditis
und für die Prothesenendokarditis prinzipiell identisch. Die Endokarditis per se stellt
dabei keine Indikation dar, sondern nur die durch sie verursachten Komplikationen
(▣ Tab. 3.7) (Naber et al. 2007).

Große endokarditische Thromben (> 10 mm) und eine erhebliche hämodynamische Kompromittierung erfordern eine frühzeitige Operation. Generell ist es stets
besser, präoperativ eine Antibiotikatherapie zu beginnen oder abzuschließen, eine
dringlich indizierte operative Therapie sollte deswegen jedoch nicht verschoben
werden.

---

1 Transitorische Bakteriämien werden in 7–68 % der Fälle auch im Zusammenhang mit täglichen
Aktivitäten wie Zähneputzen, dem Gebrauch von Zahnseide oder dem Kauen von Nahrung
beobachtet. Dabei ist die Erregerdichte der beobachteten Bakteriämien sowohl nach Zahn-
extraktionen als auch nach täglichen Routineaktivitäten gering. Da sich bei weit mehr als 50 %
der Patienten mit infektiöser Endokarditis keine entsprechende Risikoprozedur in der Anamnese findet, erscheint es wahrscheinlich, dass überwiegend transitorische Bakteriämien, die
nicht mit einem speziellen Eingriff in Verbindung stehen, ursächlich für diese Erkrankungen
sind.

Die Herzinsuffizienz ist die Hauptindikation für einen Klappeneingriff, sie liegt bei ⅔–¾ aller Patienten vor. Allgemein gilt, dass eine Aortenklappeninsuffizienz eher zu einem Herzversagen führt als eine Mitralklappeninsuffizienz. Die Operationsindikation sollte im NYHA-Stadium III–IV gestellt werden, jedoch vor einer hämodynamischen Kompromittierung. Hierbei spielt das klinische Bild im Allgemeinen eine größere Rolle als der echokardiographische Befund. Allerdings können eine kardiale Vorerkrankung und extrakardiale Begleiterkrankungen wie eine Niereninsuffizienz das klinische Bild übermäßig verschlechtern. Auf eine Besserung der Symptomatik unter längerer Antibiotikatherapie zu hoffen ist gefährlich, obwohl das Operationsrisiko bei einer aktiven Endokarditis höher ist als bei einer anbehandelten oder ausgeheilten Infektion.

Eine persistierende, antibiotisch nicht kontrollierbare Infektion ist anzunehmen, wenn sich die Symptomatik binnen einer Woche Antibiotikatherapie nicht bessert oder die Blutkulturen anhaltend positiv bleiben, da bei den meisten Patienten nach etwa fünf Tagen die Bakteriämie eliminiert ist.

Seitens der stattgehabten Embolien gibt es keine klaren Regeln für die Operationsindikation. Teilweise wird eine Klappenoperation erst nach der zweiten Embolie unter adäquater Antibiotikatherapie favorisiert (Al-Nawas et al. 2010; Baddour et al. 2005). Bei zerebralen Embolien wird häufig das günstigste Zeitintervall innerhalb von 48 h oder nach 2–4 Wochen gesehen. Allerdings setzt sich inzwischen zunehmend die Meinung durch die Patienten umgehend zu operieren, wenn keine intrakranielle Blutung oder ein Koma vorliegt. Besonders gefährlich sind Embolien, die mit einer zerebrovaskulären Schrankenstörung assoziiert sind, da hier zerebrale Einblutungen (ICB) während der extrakorporalen Zirkulation drohen. Eine enge Korrelation zwischen Größe der Vegetation, Embolierisiko und Letalität gibt es nicht, jedoch sollte die Embolieinzidenz unter Antibiotikatherapie abnehmen.

Fungale Endokarditiden lassen sich nur in Ausnahmefällen antibiotisch heilen und weisen eine deutlich schlechtere Prognose als bakterielle Endokarditiden auf. Candidainfektionen scheinen noch am ehesten auf eine antimykotische Therapie anzusprechen, während alle anderen Pilzarten ausschließlich operativ zu beherrschen sind.

Ein Endokarditisrezidiv bei nativer Klappe kann durch eine erneute Antibiotikatherapie behandelt werden, es sei denn, es bestehen eine perivalvuläre Infektion oder eine Antibiotikaresistenz. Beim ersten Rezidiv einer Prothesenendokarditis und beim Zweitrezidiv einer nativen Endokarditis ist stets eine Operationsindikation gegeben.

Eine paravalvuläre Infektion, d. h. eine Infektion über die Klappensegel hinaus, findet sich bei 10–20 % der Fälle von nativer Endokarditis und in mehr als 50 % der Fälle von Prothesenendokarditis. Typisch dafür sind persistierendes Fieber und echokardiographische Abszess- oder Fistelbildungen. Eine klare diesbezügliche Definition der Operationsindikation existiert nicht, da kleine Abszesse unter medikamentöser Therapie durchaus abheilen können.

3.6.2 Operationsverfahren

Prinzipiell entsprechen die Operationsverfahren denen beim normalen Klappenersatz. Allerdings verlangen perivalvuläre Infektionen häufig zusätzliche Maßnahmen. Abszesshöhlen müssen gesäubert und direkt oder mittels Perikardflicken verschlossen werden. Hierbei hat sich bovines Rinderperikard besonders bewährt, da es auch genügend Halt für die Verankerung einer Klappenprothese bietet.

Bei einer ausgedehnten floriden Endokarditis wird eine Rekonstruktion nur selten kritisch gesehen, obwohl das Ausmaß der bakteriellen Besiedlung visuell nicht sicher beurteilt werden kann. Dies gilt insbesondere für eine Segelperforation, die relativ einfach durch einen Perikardflicken angegangen werden kann.

3.6.3 Intraoperative Probleme/Komplikationen

Das Hauptproblem beim endokarditischen Klappenersatz liegt in der Fragilität des Gewebes und im Gewebeverlust durch Abszedierung und Nekrosebildung. Bei weichem Gewebe muss tiefer gestochen werden, damit die Nähte ausreichend Halt finden. Tiefe Stiche im Bereich des Ventrikelseptums bedingen eine erhöhte AV-Block-Gefahr. Umfassende Rekonstruktionen mit Perikardflicken können ausreißen und sekundär zu Leckagen bis hin zu aortoventrikulären Dehiszenzen führen.

Neurologische Komplikationen entwickeln sich in 20–40 % der Endokarditisfälle, meist als Folge der Embolien. Ein Apoplex weist dabei eine hohe Letalität auf.

3.6.4 Ergebnisse

Eine rein medikamentöse Therapie der Klappenendokarditis weist eine Letalität von etwa 75 % auf (Todesursache in > 90 % der Fälle: Herzinsuffizienz), die chirurgische Behandlung eine von < 15 %. Ideal ist eine Kombination aus beidem, d. h. eine chirurgische Therapie mit antibiotischer Vorbehandlung (► Abschn. 3.6.1).

Nach Letzterer sind Blutkulturen zumeist negativ, die Keime bleiben aber in den Vegetationen überwiegend nachweisbar.

Das klinische Bild und die Dauer der Symptomatik sind prognostisch bedeutsam, d. h. eine kurze Anamnese weist auf eine bessere Prognose hin. Eine paravalvuläre Infektion kann zu einer technisch schwierigeren Operation führen und ist deshalb häufig mit schlechteren Ergebnissen behaftet.

Die Letalität bei nativer Klappenendokarditis liegt durchschnittlich bei etwa 10–12 %, ein Frührezidiv entwickelt sich in 2 % der Fälle. Hierbei weist eine floride Endokarditis ein Risiko bis > 30 % und eine gut vorbehandelte Endokarditis ein Risiko < 5 % auf. Hinsichtlich der Risikofaktoren scheinen Alter und Komorbidität bedeutsamer zu sein als die Anzahl und die Art der betroffenen Klappen. Die 5-Jahres-Überlebensrate liegt bei etwa 75 %, sowohl für die Aortenklappen- als auch für die Mitralklappen-endokarditis. Die Ergebnisse nach Prothesenendokarditis sind schlechter, die 5-Jahres-Überlebensrate liegt bei 50–60 %, wobei die Reoperationsrate für Aortenklappen niedriger ist als für Mitralklappen.

Bei einer Pilzinfektion liegt die Letalität durchschnittlich bei etwa 50 %. Für Candidainfektionen sind dabei niedrigere (etwa 40 %) und für Aspergillusinfektionen wesentlich höhere (> 80 %) Letalitätsraten beschrieben.

Literatur

Al-Nawas B, Block M, Ertl D, Franzen D, Gohlke-Baerwolf C, Herrmann M, Horstkotte D, Kern WV, Kramer H-H, Moritz A, Naber CK, Peters G, Plicht B, Wahl G, Werdan K (2010) Kommentierte Zusammenfassung der Leitlinien der European Society of Cardiology zur Infektiösen Endokarditis (Neuauflage 2009). Kardiologe 4: 285-294

Baddour LM, Wilson WR, Bayer AS, Fowler VG, Jr., Bolger AF, Levison ME, Ferrieri P, Gerber MA, Tani LY, Gewitz MH, Tong DC, Steckelberg JM, Baltimore RS, Shulman ST, Burns JC, Falace DA, Newburger JW, Pallasch TJ, Takahashi M, Taubert KA (2005) Infective endocarditis: diagnosis, antimicrobial therapy, and management of complications: a statement for healthcare professionals from the Committee on Rheumatic Fever, Endocarditis, and Kawasaki Disease, Council on Cardiovascular Disease in the Young, and the Councils on Clinical Cardiology, Stroke, and Cardiovascular Surgery and Anesthesia, American Heart Association: endorsed by the Infectious Diseases Society of America. Circulation 111: e394-434

Baretti R, Knollmann F, Loebe M, Krabatsch T, Felix R, Hetzer R (2000) Magnetresonanztomogoraphie bei Trägern mit künstlichen Herzklappen. Z Herz- Thorax- Gefäßchir 14: 117-130

Barrat-Boyes BG (1964) Homograft aortic valve replacement in aortic incompetence and stenosis. Thorax 19: 131-150

Bauset R, Dagenais F (2002) Double valve replacement through an aorto-annulo-atriotomy using an aortic-valved graft in a mitral position. Ann Thorac Surg 73: 1986-1987

Bentall H, De Bono A (1968) A technique for complete replacement of the ascending aorta. Thorax 23: 338-339

Binet JP, Duran CG, Carpentier A, Langlois J (1965) Heterologous aortic valve transplantation. Lancet 2: 1275

Blais C, Dumesnil JG, Baillot R, Simard S, Doyle D, Pibarot P (2003) Impact of valve prosthesis-patient mismatch on short-term mortality after aortic valve replacement. Circulation 108: 983-988

Bolling SF, Pagani FD, Deeb GM, Bach DS (1998) Intermediate-term outcome of mitral reconstruction in cardiomyopathy. J Throac Caradiovasc Surg 115: 381-386

Brawley RK (1980) Improved exposure of the mitral valve in patients with a small left atrium. Ann Thorac Surg 29: 179-181

Buck T, Plicht B, Erbel R (2006) Aktuelle Empfehlungen zur echokardiographischen Schweregradbeurteilung der Mitralklappeninsuffizienz. Herz 31: 30-37

Carpentier A (1983) Cardiac valve surgery – The »French Correction« J Thorac Cardiovasc Surg 86: 323-337

Carpentier A, Deloche A, Dauptain J, Soyer R, Blondeau P, Piwnica A, Dubost C (1971) A new reconstructive operation for correction of mitral and tricuspid insufficiency. J Thorac Cardiovasc Surg 61: 1-13

Carpentier A, Relland J, Deloche A, Fabiani JN, D'allaines C, Blondeau P, Piwnica A, Chauvaud S, Dubost C (1978) Conservative management of the prolapsed mitral valve. Ann Thorac Surg 26: 294-302

Carpentier A, Chavaud S, Fabiani FT, Deloche A, Relland J, Lessana A, D'allaines C, Blondeau P, Piwnica A, Dubost C (1980) Reconstructive surgery of the mitral valve incompetence. Ten year appraisal. J Thorac Cardiovasc Surg 79: 338-348

Carr JA, Savage EB (2004) Aortic valve repair for aortic insufficiency in adults: a contemporary review and comparison with replacement techniques. Eur J Cardiothorac Surg 25: 6-15

Cosgrove DMRD, Arcidi JM, Rodriguez L, Stewart WJ, Powell K, Thomas JD (1995) Initial experience with the Cosgorve-Edwards Annuloplasty System. Ann Thorac Surg 60: 499-503

Cribier A, Eltchaninoff H, Bash A, Borenstein N, Tron C, Bauer F, Derumeaux G, Anselme F, Laborde F, Leon MB (2002) Percutaneous transcatheter implantation of an aortic valve prosthesis for calcific aortic stenosis: first human case description. Circulation 106: 3006-3008

Daniel WG, Baumgartner H, Gohlke-Bärwolf C, Hanrath P, Horstkotte D, Koch KC, Mügge A, Schäfers HJ, Flachskamp FA (2006) Klappenvitien im Erwachsenenalter. Clin Res Cardiol 96: 620-641

Danielson GK, Titus JL, Dushane JW (1974) Successful treatment of aortic valve endocarditis and aortic root abscesses by insertion of prosthetic valve in ascending aorta and placement of bypass grafts to coronary arteries. J Thorac Cardiovasc Surg 67: 443-449

David TE (1987) Left ventricular rupture after mitral valve replacement: endocardial repair with pericardial patch. J Thorac Cardiovasc Surg 93: 935-936

David TE, Uden DE, Strauss HD (1983) The importance of the mitral apparatus in left ventricular function after correction of mitral regurgitation. Circulation 68 (suppl 2): 76-82

David TE, Feindel CM, Bos J (1995) Repair of the aortic valve in patients with aortic insufficiency and aortic root aneurysm. J Thorac Cardiovasc Surg 109: 345-352

De Bonis M, Lapenna E, La Canna G, Grimaldi A, Maisano F, Torracca L, Caldarola A, Alfieri O (2004) A novel technique for correction of severe tricuspid valve regurgitation due to complex lesions. Eur J Cardiothorac Surg 25: 760-765

DeVega NG (1972) La anuloplastia selectiva, regulable y permanente: una technica original para el tratamiento de la insuficiencia tricuspide. Rev Esp Cardiol 25: 555-556

Doebler K, Boukamp K, Mayer ED (2012) Indication and structures and management of transcatheter aortic valve implantation: a review of the literature. Thorac Cardiovasc Surg 60: 309-318

Doty DB, Arcidi JMJ (2000) Methods of graft size selection in aortic valve-sparing operations. Ann Thorac Surg 69: 648-650

Duran CG, Ubago JL (1976) Clinical and hemodynamic performance of a totally flexible prosthetic ring for atrioventricular valve reconstruction. Ann Thorac Surg 22: 458-463

Funkat AK, Beckmann A, Lewandowski J, Frie M, Schiller W, Ernst M, Hekmat K (2012) Cardiac surgery in Germany during 2011: a report on behalf of the German Society for Thoracic and Cardiovascular Surgery. Thorac Cardiovasc Surg 60: 371-382

Guiraudon GM, Ofiesh JG, Kaushik R (1991) Extended vertical transatrial septal approach to the mitral valve. Ann Thorac Surg 52: 1058-1062

Harken DE, Soroff HS, Taylor WJ, Lefemine AA, Gupta SK, Lunzer S (1960) Partial and complete prostheses in aortic insufficiency. J Thorac Cardiovasc Surg 40: 744-762

Jebara VA, Mihaileanu S, Acar C, Brizard C, Grare P, Latremouille C, Chauvaud S, Fabiani JN, Deloche A, Carpentier A (1993) Left ventricular outflow tract obstruction after mitral valve repair. Results of the sliding leaflet technique. Circulation 88: II30-34

Kay JH, Egerton WS (1963) The repair of mitral insufficiency associated with ruptured chordae tendineae. Ann Surg 157: 351-360

Kay JH, Bernstein S, Feinstein D, Biddle M (1961) Surgical cure of Candida albicans endocarditis with open-heart surgery. N Engl J Med 264: 907-910

Kay JH, Maselli-Campagna G, Tsuji HK (1965) Surgical treatment of tricuspid insufficiency. Ann Surg 162: 53-58

Konno S, Imai Y, Iida Y, Nakajima M, Tatsuno K (1975) A new method for prosthetic valve replacement in congenital aortic stenosis associated with hypoplasia of the aortic valve ring. J Thorac Cardiovasc Surg 70: 909-917

Li JS, Sexton DJ, Mick N, Nettles R, Fowler VG, Jr., Ryan T, Bashore T, Corey GR (2000) Proposed modifications to the Duke criteria for the diagnosis of infective endocarditis. Clin Infect Dis 30: 633-638

Maisano F, Torracca L, Oppizzi M, Stefano PL, D'addario G, La Canna G, Zogno M, Alfieri O (1998) The edge-to-edge technique: a simplified method to correct mitral insufficiency. Eur J Cardiothorac Surg 13: 245-246

Manouguian S, Seybold-Epting W (1979) Patch enlargement of the aortic valve ring by extending the aortic incision into the anterior mitral leaflet: New operative technique. J Thorac Cardiovasc Surg 78: 402-412

Miki S, Kusuhara K, Ueda Y, Komeda M, Olikita Y, Tahata T (1988) Mitral valve replacement with preservation of chordae tendineae and papillary muscles. Ann Thorac Surg 45: 28-34

Naber CK, Al-Nawas B, Baumgartner H, Becker H-J, Block M, Erbel R, Ertl G, Flückinger U, Franzen D, Gohlke-Bärwolf G, Gattringer R, Graninger W, Handrick W, Herrmann M, Heying R, Hostkotte D, Jaussi A, Kern P, Kramer H-H, Kühl S, Lepper PM, Leyh RG, Lode H, Mehlhorn U, Moreillon P, Mügge A, Mutters R, Niebel J, Peters G, Rosenhek R, Schmaltz AA, Seifert H, Shah PM, Sitter H, Wagner W, Wahl G, Werdan K, Zuber M (2007) Propohylaxe der infektiösen Endokarditis. Kardiologe 1: 243-250

Nicks R, Cartmill T, Bernstein L (1970) Hypoplasia of the aortic root: the problem of aortic valve replacement. Thorax 25: 339-346

Reed GE, Tice DA, Clauss RH (1965) Asymmetric exaggerated mitral annuloplasty: repair of mitral insufficiency with hemodynamic predictability. J Thorac Cardiovasc Surg 49: 752-761

Ross DN (1967) Replacement of aortic and mitral valves with pulmonary autograft. Lancet 2: 956-958

Schäfers HJ, Bierbach B, Aicher D (2006) A new approach to the assessment of aortic cusp geometry. J Thorac Cardiovasc Surg 132: 436-438

Sinning JM, Hammerstingl C, Vasa-Nicotera M, Adenauer V, Lema Cachiguango SJ, Scheer AC, Hausen S, Sedaghat A, Ghanem A, Muller C, Grube E, Nickenig G, Werner N (2012) Aortic regurgitation index defines severity of peri-prosthetic regurgitation and predicts outcome in patients after transcatheter aortic valve implantation. J Am Coll Cardiol 59: 1134-1141

Starr A, Edwards ML (1961) Mitral replacement: clinical experience with a ball valve prosthesis. Ann Surg 154: 726-740

Svensson LG (1997) Minimal-access »J« or »j« sternotomy for valvular, aortic, and coronary operations or reoperations. Ann Thorac Surg 64: 1501-1503

Trusler GA, Moes CaF, Kidd BSL (1973) Repair of ventricular septal defect with aortic insufficiency. J Thorac Cardiovasc Surg 66: 394-403

Ungerleider RM, Ootaki Y, Shen I, Welke KF (2010) Modified Ross procedure to prevent autograft dilatation. Ann Thorac Surg 90: 1035-1037; discussion 1037

Vahanian A, Alfieri O, Andreotti F, Antunes MJ, Baron-Esquivias G, Baumgartner H, Borger MA, Carrel TP, De Bonis M, Evangelista A, Falk V, Iung B, Lancellotti P, Pierard L, Price S, Schafers HJ, Schuler G, Stepinska J, Swedberg K, Takkenberg J, Von Oppell UO, Windecker S, Zamorano JL, Zembala M (2012) Guidelines on the management of valvular heart disease (version 2012). Eur Heart J 33: 2451-2496

Vahanian A, Alfieri O, Andreotti F, Antunes MJ, Baron-Esquivias G, Baumgartner H, Borger MA, Carrel TP, De Bonis M, Evangelista A, Falk V, Lung B, Lancellotti P, Pierard L, Price S, Schafers HJ, Schuler G, Stepinska J, Swedberg K, Takkenberg J, Von Oppell UO, Windecker S, Zamorano JL, Zembala M, Bax JJ, Ceconi C, Dean V, Deaton C, Fagard R, Funck-Brentano C, Hasdai D, Hoes A, Kirchhof P, Knuuti J, Kolh P, Mcdonagh T, Moulin C, Popescu BA, Reiner Z, Sechtem U, Sirnes PA, Tendera M, Torbicki A, Von Segesser L, Badano LP, Dunc M, Claeys MJ, Drinkovic N, Filippatos G, Habib G, Kappetein AP, Kassab R, Lip GY, Moat N, Nickenig G, Otto CM, Pepper J, Piazza N, Pieper PG, Rosenhek R, Shuka N, Schwammenthal E, Schwitter J, Mas PT, Trindade PT, Walther T (2012a) Guidelines on the management of valvular heart disease (version 2012): the Joint Task Force on the Management of Valvular Heart Disease of the European Society of Cardiology (ESC) and the European Association for Cardio-Thoracic Surgery (EACTS). Eur J Cardiothorac Surg 42: S1-44

Wallace AG, Young WG, Jr., Osterhout S (1965) Treatment of Acute Bacterial Endocarditis by Valve Excision and Replacement. Circulation 31: 450-453

Wooler GH, Nixon PGF, Grimshaw VA, Watson DA (1962) Experience with the repair of the mitral valve in mitral incompetence. Thorax 17: 49-57

Hypertrophe obstruktive Kardiomyopathie (HOCM)

Christof Schmid

C. Schmid, *Leitfaden Erwachsenenherzchirurgie*,
DOI 10.1007/978-3-642-34589-0_4, © Springer-Verlag Berlin Heidelberg 2014

Die hypertrophe obstruktive Kardiomyopathie (HOCM), auch idiopathische Subaortenstenose genannt, wurde erstmals 1869 beschrieben und findet sich bei etwa 0,2 % der Bevölkerung (Hallopeau 1869; Liouville 1869). Bei etwa 25 % der Patienten mit einer hypertrophen Kardiomyopathie entsteht eine linksventrikuläre Ausflusstraktobstruktion, die schließlich symptomatisch und prognostisch bedeutsam wird. Hauptursache sind spontane Mutationen und eine familiäre autosomal-dominante Vererbung.

4.1   Anatomie/Pathologie

Die HOCM ist durch eine asymmetrische Hypertrophie des interventrikulären Septums mit einer Verlagerung (Malalignment) des Mitralklappenapparats charakterisiert. Histologisch zeigt sich ein myozytäres Disarray, d. h. Verzweigungsstörungen der hypertrophierten Kardiomyozyten, wobei die normale parallele Anordnung aufgehoben ist. Die linksventrikuläre Obstruktion entsteht durch einen Venturi-Effekt, durch den das anteriore Mitralsegel während der Systole in den linksventrikulären Ausflusstrakt gezogen wird. Es bildet sich eine zunehmende Myokardhypertrophie mit vermehrtem myokardialen Sauerstoffverbrauch, schließlich eine diastolische Funktionsstörung und eine myokardiale Ischämie. Zwischen klinischem Zustand und Grad der Obstruktion besteht hierbei eine gewisse Korrelation.

Darüber hinaus spielt die Mitralklappe eine bedeutende Rolle. Häufig liegt, bedingt durch eine Verlagerung der Papillarmuskeln, eine systolische Vorwärtsbewegung (SAM: »systolic anterior motion«) des vorderen Mitralsegels vor, die in einer zusätzlichen subaortalen Stenose und in einem Koadaptationsverlust der Mitralsegel resultiert. In bis zu 44 % der Fälle sind die Mitralsegel vergrößert und elongiert.

In der Regel wird die Erkrankung erst nach der Pubertät symptomatisch, wobei Dyspnoe und Angina pectoris dominieren. Von besonderer Bedeutung ist das Auftreten von Synkopen, die bei jungen Sportlern auch zum Tod führen können. Die Symptomatik ist bei der familiären Form am stärksten ausgeprägt, auch begleitende Herzrhythmusstörungen spielen hier eine Rolle.

4.2   Operationsindikation

Patienten mit nur geringen Beschwerden müssen nicht behandelt werden. Eine belastungsabhängige Symptomatik bessert sich unter medikamentöser Therapie mit Verapamil und ß-Blockern, die deshalb die Therapie der ersten Wahl ist. Kommt es hierunter jedoch zu keiner Besserung innerhalb von sechs Monaten oder zu einer erneuten Verschlechterung in Richtung NYHA III, ist ein operatives Vorgehen indiziert, ebenso wie bei Kindern mit erhöhtem Risiko eines plötzlichen Herztodes, bei bedrohlichen Tachyarrhythmien sowie bei familiärer Belastung mit Todesfällen.

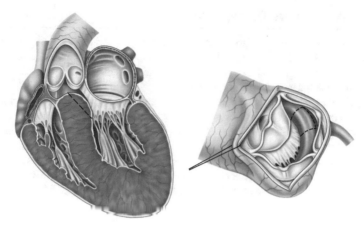

◘ Abb. 4.1. Myektomie nach Morrow (1978): rinnenförmige Exzision der Septummuskulatur

4.3 Operationsverfahren

Das Standardverfahren ist die transaortale subvalvuläre Myektomie nach Morrow (1978) (◘ Abb. 4.1). Nach standardmäßiger Etablierung der extrakorporalen Zirkulation und kardioplegischem Herzstillstand wird die Aorta eröffnet und das rechte Aortensegel hochgeklappt. 5–10 mm unterhalb des Klappenanulus erfolgt eine quere Inzision, gefolgt von zwei parallelen, 1–1,5 cm auseinander liegenden, etwa 4 cm langen Schnitten in der septalen Muskulatur. Angestrebt wird, die Hälfte des Septums in diesem Bereich zu resezieren, eine Mindestdicke von 6–8 mm sollte jedoch verbleiben.

Neuere Konzepte implizieren eine Steigerung des Resektionsausmaßes, wobei der gesamte sichtbare Bereich des muskulären Septums ausgedünnt wird (Messmer 1994).

4.4 Intraoperative Probleme/Komplikationen

Die Myektomie ist schwierig, da die Exposition durch die Aortenklappe begrenzt ist und an einer Stelle geschnitten werden muss, die kaum einzusehen ist. Bei erfahrenen Gruppen liegt das Operationsrisiko bei isolierter HOCM jedoch unter 2 %. Zu den typischen Komplikationen zählen eine Verletzung der Aortenklappe (insbesondere bikuspide), der Mitralklappe und des Septums (Ventrikelseptumdefekt (VSD)-Risiko bis 2 %) sowie eine ungenügende Resektion.

4.5 Alternative Therapieverfahren

Ein nicht chirurgisches Verfahren ist die transkoronare Ablation der Septumhypertrophie (TASH), wobei Alkohol in den ersten septalen Ast injiziert wird (Sigwart 1995). Dieses Verfahren eignet sich besonders für Patienten, bei denen die Septumhypertrophie direkt unterhalb der Aortenklappe liegt, während die »mitventrikuläre« HOCM damit weniger gut zu behandeln ist. Problematisch sind eine hohe Inzidenz an AV-Blockierungen und eine weitere Myokardfibrose, die ventrikuläre Rhythmusstörungen begünstigt.

Eine operative Alternative zur Myektomie ist die DDD-Schrittmacherstimulation, worunter sich die Symptome bei manchen Patienten bessern und bei anderen verschlechtern. Der pathophysiologische Mechanismus und die genaue Indikationsstellung sind noch unklar, jedoch scheinen ältere Patienten (> 65 Jahre) davon zu profitieren, während jüngere und aktive Patienten und solche mit Vorhofflimmern dies weniger tolerieren.

Ein Mitralklappenersatz anstelle einer Myektomie wird gelegentlich bei Patienten mit einem dünnen Ventrikelseptum (< 18 mm) favorisiert. Da das anteriore Segel reseziert wird, kann danach kein SAM mehr entstehen. Zumeist wird jedoch lediglich bei ausgeprägter Mitralinsuffizienz nach Myektomie ein Mitralklappenersatz vorgeschlagen. Alternativ kann aber auch eine Mitralklappenrekonstruktion erfolgen. Hierbei ist jedoch zu beachten, dass sich bei inadäquater Operationstechnik ein SAM entwickeln kann – sofern es nicht schon besteht.

4.6 Ergebnisse

Patienten, bei denen Angina pectoris und Synkopen im Vordergrund stehen, erholen sich wesentlich besser als solche mit Dyspnoe. Ein besonderes Problem im Langzeitverlauf sind Rhythmusstörungen und der plötzliche Herztod trotz weitergeführter medikamentöser Therapie nach der Operation.

Die Langzeitergebnisse der Morrow-Operation sind überwiegend zufrieden stellend (> 70 % nach 25 Jahren), insbesondere bei jüngeren Patienten (unter 40 Jahren: > 90 % nach 15 Jahren).

Literatur

Hallopeau L (1869) Rétrécissement ventriculo-aortique. Gaz Med Paris 24: 683-684

Liouville H (1869) Rétrécissement cardiac sous aortique. Gaz Med Paris 24: 161-163

Messmer BJ (1994) Extended myectomy for hypertrophic obstructive cardiomyopathy. Ann Thorac Surg 58: 575-577

Morrow AG (1978) Hypertrophic subaortic stenosis. Operative methods utilized to relieve left ventricular outflow obstruction. J Thorac Cardiovasc Surg 76: 423-430

Sigwart U (1995) Non-surgical myocardial reduction for hypertrophic obstructive cardiomyopathy. Lancet 346: 211-214

Aortenchirurgie

Christof Schmid

C. Schmid, *Leitfaden Erwachsenenherzchirurgie*,
DOI 10.1007/978-3-642-34589-0_5, © Springer-Verlag Berlin Heidelberg 2014

5.1   Thorakale Aortenaneurysmen

Vor der Einführung der Herz-Lungen-Maschine in die Klinik konnten nur Aneurysmen der Aorta descendens ersetzt werden, während die Ascendens- und Bogenaneurysmen nur lateral, d. h. partiell, reseziert wurden. Bereits 1951 ersetzten Lam u. Aram (1951) ein Descendensaneurysma durch einen Homograft. Vergleichbare Eingriffe an einem Aneurysma der Aorta ascendens mit Resektion und Ersatz durch einen Homograft folgten erst 1953 durch Cooley und De Bakey (Cooley u. De Bakey 1956, De Bakey u. Cooley 1953). Als sich die begrenzte Haltbarkeit der Homografts zeigte, wurden 1956 bzw. 1957 Dacron- und Teflonprothesen entwickelt. Zur selben Zeit wurde erstmals die thorakoabdominelle Aorta über den Truncus coeliacus, die A. mesenterica superior und die Nierenarterien hinweg ersetzt (1956) (De Bakey et al. 1956) und 1957 nach vielen unglücklichen Versuchen der erste Aortenbogenersatz mit einem Homograft verwirklicht (De Bakey et al. 1957). Die Möglichkeit der Kombination der Aortenbogenchirurgie mit einem hypothermen Kreislaufstillstand wurde bereits 1964 durch Borst (Borst et al. 1964) gezeigt, aber erst 1975 durch Griepp (Griepp et al. 1975) validiert. Ein Composite-Ersatz von Aortenklappe und Aorta ascendens folgte 1968 durch Bentall u. DeBono (1968), nachdem Aorta ascendens und Aortenklappe bereits zuvor separat ersetzt worden waren.

Mittlerweile ist die Aortenchirurgie eine Domäne, die sich Herz- und Gefäßchirurgen teilen. Die Herzchirurgen versorgen hierbei in der Regel die Aorta ascendens, den Aortenbogen und die proximale Aorta descendens, aber nur gelegentlich ein thorakoabdominelles Aneurysma, während die Gefäßchirurgen in erster Linie die infrarenalen und nur mancherorts auch die thorakalen und thorakoabdominellen Aneurysmen versorgen. Darüber hinaus wird die Aorta descendens aufgrund der enormen Weiterentwicklung der Stenttechnologie häufig auch interventionell durch Herz-/Gefäßchirurgen und Radiologen angegangen (Dake et al. 1994). Durch die Herzchirurgen wird in Deutschland ein Ascendensersatz mit Aortenklappe bei etwa 2600 Patienten und ohne Aortenklappenersatz bei etwa 2100 Patienten pro Jahr durchgeführt. Der Aortenbogen wird etwa bei 1400 Fällen, die thorakale/thorakoabdominelle Aorta descendens bei ungefähr 200 Fällen pro Jahr operativ versorgt. Eine thorakale Stenteinlage in die Aorta descendens erfolgt bei etwa 500 Patienten.

5.1.1   Anatomie/Pathologie

Die Aorta beginnt am Anulus der Aortenklappe, d. h. unterhalb der Koronarostien. Der Aortenanulus hat einen kronenförmigen Verlauf und grenzt zu 45 % am Myokard (interventrikuläres Septum) und zu 55 % an fibröse Strukturen (Herzskelett). Entsprechend sind zwei der unterhalb der Kommissuren liegenden dreieckigen Areale fibrös und eines muskulär (zwischen linkem und rechtem Segel). Im Bereich zwischen dem

◘ **Tab. 5.1** Normale Aortendurchmesser beim Erwachsenen (Erbel et al. 2001; Roman et al. 1989; Mao et al. 2008)

Durchmesser	Mann [cm]	Frau [cm]
Aortenanulus	2,6±0,3	2,3±0,2
Sinus valsalva	3,4±0,3	3,0±0,3
Aorta ascendens	2,9±0,3	2,6±0,3
Aorta descendens	4,0±0,4	3,1±0,4

Aortenanulus und dem sinotubulären Übergang liegen die Klappensinus, die mehrere Funktionen haben, welche bei rekonstruktiven Maßnahmen in der Aortenwurzel-chirurgie bedeutsam sein können. Sie verhindern, dass die Aortenklappensegel die Koronarostien verlegen, und halten die Klappensegel von der Aortenwand weg, sodass die Klappe durch den Blutstrom problemlos geschlossen werden kann. Oberhalb der Sinus am sinotubulären Übergang ist die Aorta bei jungen Menschen nicht selten um 15–20 % geringer im Durchmesser als am Aortenanulus (◘ Tab. 5.1) (Hiratzka et al. 2010).

Ein Aneurysma ist eine Erweiterung eines Gefäßes über das 1,5-fache seines Normalwerts, bei einer geringeren Dilatation besteht eine Ektasie. Für die Aorta ascendens wird ein Durchmesser bis 2,1 cm/m^2 als normal angesehen, eine Erweiterung ab 4 cm gilt häufig bereits als Aneurysma. Die Aorta descendens weist normalerweise einen Durchmesser von höchstens 1,6 cm/m^2 auf (entsprechend etwa ⅔ der Aorta ascendens), ab 3 cm wird von einem Aneurysma gesprochen. Aneurysmen der Aorta ascendens wachsen durchschnittlich 1–1,3 mm pro Jahr, Aneurysmen der Aorta descendens 1,9 mm pro Jahr (Erbel et al. 2001).

Ein Aortenaneurysma entsteht zumeist durch eine Schwächung der Aortenwand, insbesondere der Media. Die Ursachen dafür können angeboren (z. B. Marfan-Syndrom, Ehler-Danlos-Syndrom, Loeys-Dietz-Syndrom) und erworben sein. Hauptursache thorakaler Aneurysmen ist die Mediadegeneration im Rahmen der Atherosklerose in etwa 75 % der Fälle, wobei meist die Aorta ascendens und/oder descendens betroffen sind. Die pathologischen Veränderungen der Aortenbasis variieren mit dem Alter und den Strukturdefekten. Bei älteren Menschen führt die Entstehung eines Aorta ascendens-Aneurysmas zu einer Aufweitung des sinotubulären Übergangs, wobei die Klappensinus und der Aortenanulus weitgehend normal bleiben. Bei jungen Patienten bildet sich häufig zunächst eine Ausweitung der Sinus, welche nachfolgend auf den sinotubulären Übergang und auf den Aortenanulus übergreift. Anuloektasien sind besonders bei Marfan-Patienten häufig.

◻ Tab. 5.2 Klassifikation der thorakoabdominellen Aortenaneurysmen nach Crawford (Crawford et al. 1986)

Typ	Charakteristika
I	Aneurysmatische Erweiterung der gesamten deszendierenden thorakalen sowie der proximalen abdominellen Aorta ohne Einbeziehung von Nieren- und Viszeralarterien
II	Erkrankung der gesamten deszendierenden thorakalen und abdomino-lumbalen Aorta
III	Aneurysmatische Erweiterung des mittleren und distalen Abschnitts der deszendierenden sowie der gesamten abdomino-lumbalen Aorta
IV	Befall des thorakoabdominellen Übergangs mit Einbeziehung der gesamten abdomino-lumbalen Aorta
V	Befall der abdominellen Aorta mit Einbeziehung der Nierenarterien

Die Aortenaneurysmen werden entsprechend ihrer Lokalisation in Aneurysmen der Aorta ascendens, des Aortenbogens und der Aorta descendens unterschieden. Die Aneurysmen der Aorta descendens werden weiter nach Crawford eingeteilt, wobei auch die Mitbeteiligung der abdominellen Aorta Berücksichtigung findet (◻ Tab. 5.2).

Für die chirurgische Versorgung sind neben der Aorta bzw. der Lokalisation des Aneurysmas auch die supraaortalen Äste (A. lusoria!) und die A. radicularis magna (Adamkiewicz-Arterie (Adamkiewicz 1882), welche für die Rückenmarkversorgung wichtig ist, bedeutsam. Die A. radicularis magna entspringt variabel aus der Aorta descendens, in 60 % der Fälle im Bereich T9–T12, in etwa 15 % darüber und in etwa 25 % darunter.

5.1.2 Diagnostik

Aortenaneurysmen werden durch die modernen Bildgebungsverfahren diagnostiziert. Ein Röntgenthoraxbild, wie es im Rahmen von Evaluationsmaßnahmen häufig erstellt wird, ist für die Aneurysmadiagnostik wenig geeignet, auch wenn nicht selten Hinweise auf ein Aortenaneurysma erkennbar sind. Es dient mehr zum Ausschluss anderer differentialdiagnostischer Erkrankungen.

Das TCT ist dagegen optimal, da es nahezu überall verfügbar ist und die ganze Aorta einschließlich der verschiedenen Lumina und der Nachbarstrukturen darstellen kann. Die Sensitivität liegt bei 100 %, die Spezifität bei 98–99 %. Ohne Kontrastmittel können feine Wandhämatome besser visualisiert werden, mit Kontrastmittel Perfusionsverhältnisse, Malperfusionen und Kontrastmittelaustritte.

Das Kernspintomogramm (MR) weist eine identische Sensitivität und Spezifität auf wie das TCT oder die TEE und ist, abgesehen von der fehlenden Strahlenbelastung, hinsichtlich Wandhämatomen und penetrierenden Ulzera sogar überlegen. Nachteilig ist aber die lange Untersuchungsdauer, während der therapeutische Maßnahmen am Patienten kaum möglich sind, die Kontraindikation bei metallischen Implantaten und die eingeschränkte Verfügbarkeit in Notfallsituationen.

Die Echokardiographie stellt die Pathologie der Aortenwurzel und der Aorta ascendens am besten dar. Problematisch sind Artefakte, welche eine Dissektionsmembran vortäuschen können. Bei guter Befunddarstellung kann aber eine Echokardiographie ausreichend sein, um eine Operationsindikation zu stellen.

5.1.3 Operationsindikation

Die Indikation für einen Ersatz der Aorta ist in erster Linie abhängig vom Durchmesser des Aneurysmas. Für die Aorta ascendens liegt die Grenze seit Jahren bei 50–55 mm, für die Aorta descendens steigt die Rupturgefahr überproportional ab 55–65 mm (Elefteriades 2002). Bedeutsam sind auch eine Zunahme der Beschwerden sowie einer begleitenden Aortenklappeninsuffizienz innerhalb kurzer Zeit. Weiterhin ist die Indikation bei drohender Perforation (zunehmender Perikarderguss/Pleuraerguss) und bei Kompression durch die Raumforderung (Rückenschmerzen, Heiserkeit) gegeben.

Bei asymptomatischen Patienten besteht eine Operationsindikation ab einem Durchmesser der Aorta ascendens oder der aortalen Sinus ≥ 55 mm sowie bei chronischer Aortendissektion (▶ Abschn. 5.2), intramuralem Hämatom, penetrierendem Ulkus, mykotischem Aneurysma und Pseudoaneurysma. Unterhalb der Grenze von 55 mm ist die Operationsindikation früher zu stellen, wenn die jährliche Zunahme des Aortendurchmessers > 5 mm/Jahr beträgt. Eine Aortenwurzelerweiterung bei insuffizienter bikuspider Aortenklappe und assoziierten Risikofaktoren (Hypertonie, Aortenisthmusstenose, Familienanamnese einer Aortendissektion, Zunahme des Aortendurchmesser > 2 mm/Jahr) wird bereits bei ≥ 50 mm operativ versorgt (Vahanian et al. 2012). Patienten mit Marfan-Syndrom oder anderen genetisch determinierten Erkrankungen (Ehler-Danlos, Turner-Syndrom) sollten bereits ab 40–45 mm operiert werden, um einer Aortendissektion oder Ruptur vorzubeugen. Bei einem Aortenklappenersatz oder einer Aortenklappenrekonstruktion mit einer Erweiterung der Aorta ascendens wird diese ab einem Durchmesser von 45 mm mitersetzt, vor allem wenn sie schon sehr dünnwandig ist (Hiratzka et al. 2010).

Bei Patienten ohne (oder mit nur geringer) Aortenwurzeldilatation kann ein getrennter Ersatz von Aortenklappe und Aorta ascendens erfolgen, bei Bindegewebserkrankungen mit Sinusdilatation sollten letztere stets reseziert und eine David-Operation oder ein Aortenwurzelersatz durchgeführt werden. Ein Homograft oder eine Stentlessprothese sind bei Bindegewebserkrankungen nicht sinnvoll. Für den Aortenbogen gilt der kritische Durchmesser von 55 mm in analoger Weise.

Im Bereich der Aorta descendens wird ein chirurgisch offenes Vorgehen bei chronischer Dissektion, insbesondere bei Vorliegen einer Bindegewebserkrankung, ab einem Durchmesser von 55 mm empfohlen. Bei degenerativen und traumatischen Aneurysmen, sakkulären und Pseudoaneurysmen dieser Größe werden heutzutage endovaskuläre Stents bevorzugt. Sind endovaskuläre Stents nicht möglich, erfolgt ab 60 mm Durchmesser ein chirurgischer Aortenersatz (Hiratzka et al. 2010).

5.1.4 Operationsverfahren

Aneurysmen der Aorta ascendens und des Aortenbogens werden über eine Sternotomie, Descendensaneurysmen über laterale Zugänge angegangen. Die aortale Kanülierung für die extrakorporale Zirkulation erfolgt beim reinen Ascendensaneurysma im proximalen Aortenbogen. Ist auch der Aortenbogen befallen, kann die arterielle Kanüle in die A. femoralis, den Truncus brachiocephalicus oder in eine A. subclavia eingebracht werden. Die venöse Kanülierung erfolgt stets am rechten Vorhof.

- **Aorta-ascendens-Ersatz**

Für einen ausschließlichen Ersatz der Aorta ascendens wird die Aorta am Truncus abgeklemmt und das Herz kardioplegisch stillgestellt. Hierbei ist eine retrograde Kardioplegiegabe sinnvoll, da jederzeit Lösung nachgegeben werden kann, ohne dass der Eingriff an der Aorta unterbrochen werden muss. Alternativ kann die Kardioplegie in die Aortenwurzel oder selektiv direkt in die Koronarostien gegeben werden. Die Aorta wird im befallenen Bereich reseziert und eine Dacronprothese über eine fortlaufende Naht interponiert. Ihre Größe orientiert sich am Durchmesser des sinotubulären Übergangs und des Aortenanulus. Günstig ist es, die Gefäßprothese 10 % kleiner als den Aortenanulus zu wählen. Dabei ist zu bedenken, dass kleine Rohrprothesen zu einer Nachlasterhöhung führen können. Bei zerbrechlicher Aortenwand kann die Naht über einen Filz- oder Perikardstreifen geführt werden, um eine bessere Hämostase zu erreichen. Alternativ kann die Aortenwand nach einer Längsinzision auch erhalten und damit die Prothese später wieder ummantelt werden (»Graft inclusion«-Technik). Eine ausschließliche Ummantelung des Aortenaneurysmas mit einer Dacronprothese oder PTFE kann in Ausnahmefällen bei einer Kontraindikation zur Verwendung einer extrakorporalen Zirkulation indiziert sein und wird gelegentlich auch bei grenzwertigen Aneurysmen in Verbindung mit einer Reduktionsplastik angewandt (Arsan et al. 2004).

■ Aorta-ascendens-Ersatz mit Aortenklappenersatz

Beim Ersatz von Aorta ascendens und Aortenklappe erfolgt überwiegend ein sogenannter Composite-Ersatz, d. h. es wird eine Dacronprothese implantiert, an deren Ende eine Klappenprothese angebracht ist. Prinzipiell sind zwei Operationstechniken möglich:

1. Die Implantation kann innerhalb des belassenen Aneurysmas bzw. unter Erhalt der Aortenwand erfolgen (Bentall-Technik (Bentall u. De Bono 1968)). Zunächst werden Klappennähte wie beim einfachen Aortenklappenersatz vorgelegt und nachfolgend durch den Prothesenring geführt. Nachdem die Klappe im Anulus verankert ist, werden die Koronararterien reinseriert. Gegenüber den beiden Koronarostien werden mit einem ophthalmologischen Elektrokauter etwa 8–10 mm große Löcher, die nicht zu klein sein sollten, in die Prothese geschnitten und die Koronarabgänge eingenäht. Alternativ können die beiden nativen Koronarostien mit einer 8-mm-Dacronprothese End-zu-End verbunden und diese danach wieder um mit der Aussendanaprothese Seit zu Seit anastomosiert werden (Cabrol-Technik (Cabrol et al. 1981)). Nachdem die Prothese in die distale Aorta ascendens End-zu-End eingenäht wurde, wird der Aneurysmasack nach entsprechender Größenreduktion zur besseren Hämostase über der Prothese wieder verschlossen. Liegen starke Sickerblutungen in den Raum zwischen Prothese und Aneurysmasack vor, kann auch ein abführender Shunt zum rechten Vorhof mit einer 6-mm-Dacronprothese, evtl. auch durch eine direkte Anastomose, angelegt werden (Cabrol-Shunt (Cabrol et al. 1981)). Da es bei dieser Graft-inclusion-Technik im Langzeitverlauf zu Ablösungen der Koronarostien und zu einer Pseudoaneurysmenbildung an den Nahtreihen kommen kann, wird sie heutzutage kaum noch angewandt.

2. Die bessere Operationstechnik ist der sog. Wurzelersatz. Der Aneurysmasack wird bis zum Aortenklappenanulus reseziert. Die Koronarostien werden mit einem schmalen Rand Aortengewebe isoliert, d. h. das proximale Ende der beiden Koronargefäße (etwa 10–15 mm) wird einschließlich des aortalen Mündungsbereichs freipräpariert. Am Aortenanulus werden nun Klappennähte vorgelegt und nachfolgend das Conduit am Klappenring fixiert. Zur besseren Hämostase kann noch eine fortlaufende kräftige Prolenenaht überwendlich über die Klappennähte gelegt werden, da dieser Bereich später teilweise nicht mehr erreichbar ist. Die isolierten Koronarostien werden End-zu-Seit in die Prothese implantiert, nachdem dort die entsprechenden Löcher mit dem Elektrokauter geschaffen worden sind. Zur Sicherheit kann eine Dichtigkeitsprüfung der Anastomosen durch eine antegrade Gabe von Kardioplegielösung über die Prothese erfolgen. Abschließend wird die Rohrprothese mit der distalen Aorta ascendens End-zu-End anastomosiert, eine Ummantelung unterbleibt. Auch ein Wurzelersatz mit einer gerüstlosen Klappe (»stentless valve«) oder einem Homograft ist möglich, jedoch müssen diese manchmal aufgrund ihrer kurzen Aortenlänge mit einer Dacronprothese verlängert werden.

5

◘ **Tab. 5.3** Rekonstruktion der Aortenklappe und Ersatz der Aorta ascendens

Bezeichnung	Art der Operation	Vorteile	Nachteile
Reimplantation			
David I	Exzision der Klappensinus und Reimplantation der Klappe in eine an der Aortenbasis fixierte Rohrprothese	Anulusstabilisierung (Verhinderung einer Anulusdilatation)	Klappensegel kommen mit Rohrprothese in Kontakt, wenn herkömmliche Rohrprothese verwendet wird
David IV	Zusätzlich: Größere Prothese mit Pseudosinusbildung durch Abnäher im sinotubulären Übergang		
David V	Zusätzlich: Größere Prothese mit Pseudosinusbildung durch Abnäher im sinotubulären Ubergang und am Klappenanulus	Imitation der Klappensinus	Technisch aufwändig
Remodelling			
Yacoub bzw. David II	Exzision der Klappensinus und Implantation einer Aortenprothese, die zungenförmig in die drei Klappensinus reicht		Keine Kontrolle des Anulus → Gefahr der Anulusdilatation
David III	Zusätzlich: Anulusstabilisierung mit einem Teflonfilzstreifen		Nur partielle Anuluskontrolle
Resuspension			
	Plastische Rekonstruktion der Klappensinus mit suprakoronarem Aortenersatz	Technisch einfach	Belassen von erkranktem Aortengewebe in den Klappensinus, keine Kontrolle des Anulus, sofern keine zusätzliche Anulusstabilisierung

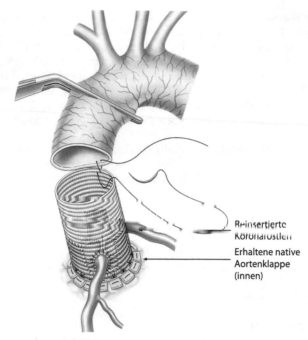

Reinsertierte
Koronarostien

Erhaltene native
Aortenklappe
(innen)

□ Abb. 5.1 Aorta-ascendens-Ersatz nach David I

Der getrennte Ersatz von Aortenklappe und Aorta ascendens erfolgt entsprechend der beiden Einzeltechniken. Er wird wesentlich seltener durchgeführt, da bei der belassenen pathologisch veränderten Aortenwand ein Aortenwurzelaneurysma entstehen kann.

■ **Aorta-ascendens-Ersatz mit Aortenklappenrekonstruktion**

Unter dem Ziel, die Aortenklappe im Rahmen einer Aneurysmaresektion möglichst zu erhalten, wurden in den letzten Jahren zahlreiche Operationsverfahren entwickelt und popularisiert. Die wichtigsten sind in □ Tab. 5.3 aufgeführt.

Bei der sog. David-Operation (David I, David IV und David V) wird die Aorta ascendens einschließlich der Klappensinus exzidiert. Eine Rohrprothese wird über die Klappe gestülpt und über von innen nach außen subanulär gestochene filzverstärkte Klappennähte fixiert. Die erhaltene Klappe wird in die Rohrprothese eingenäht, und die Koronarostien werden reinseriert (□ Abb. 5.1). Bei den Varianten David IV und V wird versucht, durch Abnäher an der Prothese Klappensinus zu erzeugen.

Bei der Yacoub-Technik (auch David II genannt) wird die Aorta in identischer Weise reseziert. Die Prothese wird so zugeschnitten, dass sie zungenförmig in die drei Klappensinus reicht. Der Klappenanulus bleibt unangetastet. (Bei der David-III-Variante wird ein Teil des Anulus mit einem Filzstreifen gerafft – dies wird aber häufig nicht als ausreichend angesehen.) Die Koronararterien werden abschließend reinseriert.

Eine Rekonstruktion der Aortenwurzel mit nachfolgendem ausschließlich suprakoronarem Aortenersatz (Resuspension) ist als technisch einfachste Variante ebenfalls möglich, belässt jedoch das erkrankte Gewebe der Sinus und kontrolliert den Anulus nicht.

Entsprechend der operativen Möglichkeiten bzw. der Vor- und Nachteile der einzelnen Verfahren können folgende Indikationen abgeleitet werden, obwohl diese aufgrund des hohen operationstechnischen Schwierigkeitsgrads bislang nicht allgemein gültig sind:

- Bei Patienten mit einem erweiterten sinotubulären Übergang, aber normalem Anulus ist eine Yacoub- oder David-II/III-Operation (Remodelling) möglich. (Aufgrund der technischen Schwierigkeit erfolgt jedoch zumeist bei wenig veränderten Klappensinus ein ausschließlicher suprakoronarer Aortenersatz.)
- Patienten mit einem dilatierten Anulus, erweiterten Sinus und erweitertem sinotubulären Übergang werden am besten mit einer David-I/IV/V-Operation versorgt (Reimplantation).

■ Aortenbogenersatz

Soll der Aortenbogen (mit)ersetzt werden (◘ Abb. 5.2), gibt es mehrere operationstechnische Möglichkeiten: hypothermer Kreislaufstillstand, »low flow« und zerebrale Perfusion.

Für einen hypothermen Kreislaufstillstand wird der Patient mit Hilfe der extrakorporalen Zirkulation, eventuell unter Gabe eines α-Blockers, auf < 20 °C abgekühlt (EEG-Aktivität ist bis 13 °C sichtbar!). Dies sollte mit α-stat erfolgen, da dies die Autoregulation erhält und den Blutfluss entsprechend dem metabolischen Bedarf limitiert (pH-stat verhindert die Autoregulation und führt zu einer intrazellulären Azidose) (Hagl et al. 2001). Während des Abkühlens kann eine mitbetroffene Aorta ascendens im Bereich des Truncusabgangs abgeklemmt und nach Gabe von Kardioplegielösung wie zuvor beschrieben ersetzt werden. Danach wird der Kreislaufstillstand herbeigeführt und der Aortenbogen kleinkurvatur- bzw. linksseits längs eröffnet und inspiziert. Nach Resektion des Aortenbogens wird eine passende Dacronprothese zunächst distal mit einer fortlaufenden Naht eingenäht, wobei ein Perikard- oder Filzstreifen als Widerlager dienen können. Nachfolgend werden die Kopfgefäße in toto als Flicken kranial in die Prothese eingenäht. Unter sorgfältiger Entlüftung kann die Prothese proximal der reinserierten Kopfgefäße wieder abgeklemmt und der Körper der Patienten einschließlich des Zerebrums (ggf. nach Reinsertion der Aortenkanüle in die Prothese) wieder perfundiert werden. Der Patient wird aufgewärmt, und die Prothese wird mit der Aorta ascendens

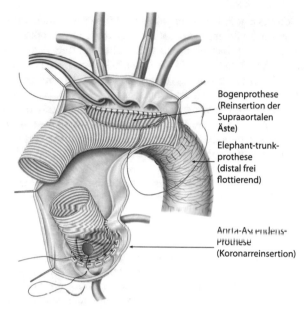

Bogenprothese
(Reinsertion der
Supraaortalen
Äste)

Elephant-trunk-
prothese
(distal frei
flottierend)

Aorta-Ascendens-
Prothese
(Koronarreinsertion)

◘ **Abb. 5.2** Ersatz von Aorta ascendens und Aortenbogen

bzw. der Aorta-ascendens-Prothese anastomosiert. Eine Ummantelung der Prothese mit
Aneurysmagewebe ist möglich.

Bei der »low flow«-Perfusion wird über die Femoralkanüle ein geringer retrograder
Fluss aufrechterhalten, um die Gefahr einer Rückenmark- und Mesenterialischämie zu
vermindern. Ein antegrad in die proximale Aorta descendens eingebrachter Ballonkatheter verhindert ein Überfluten des OP-Gebiets und erhöht den Perfusionsdruck.
Das Gehirn wird hierbei nicht mitversorgt.

Eine zerebrale Perfusion ist auf verschiedene Weise möglich. Früher wurde nach
Induktion des Kreislaufstillstands und Eröffnen der Aorta ein Ballonkatheter in die
Ostien der Kopfgefäße gelegt. Heutzutage wird eine Kanülierung des Truncus oder der
rechten A. subclavia (über eine 8-mm-Dacronprothese) mit der Aortenkanüle bevorzugt. Durch ein Abklemmen des Truncus am Abgang aus dem Aortenbogen lässt sich
so auf einfachste Weise eine kontinuierliche zerebrale Perfusion etablieren.

Der Rückfluss des arteriellen Bluts über die Mündung der linken A. carotis und
der linken A. subclavia in das Lumen des Aortenbogens zeigt an, wie gut die Kollate-
ralversorgung über den Circulus Willisii funktioniert. Bei hohem linksseitigen Rückfluss wird der Abgang der A. carotis sinister (ebenfalls) okkludiert, um die linksseitige

Zerebralperfusion zu steigern, bei einem geringeren Rückfluss ist auch eine zusätzliche Perfusion über einen (weiteren) Ballonkatheter möglich. Eine direkte Kanülierung aller supraaortalen Äste ist ebenfalls denkbar, wird aber aufgrund der häufig verkalkten oder zerbrechlichen Gefäße eher als problematisch angesehen. Die selektive arterielle zerebrale Perfusion (40–60 mmHg) erfolgt mit etwa (5–)10 ml/kg/min, abhängig von der Körpertemperatur. Wird in den Truncus brachiocephalicus, d. h. auch in die rechte A. subclavia (und A. vertebralis), infundiert, ist eine Orientierung am Druck der rechten A. radialis möglich. Im Vergleich zum hypothermen Kreislaufstillstand herrscht hierbei keine strikte Zeitbegrenzung, da das Gehirn wesentlich besser geschützt und die Sauerstoffsättigung des Gehirns kontinuierlich mittels Nahinfrarotspektroskopie (NIRS) gemessen wird.

Darüber hinaus ist auch eine retrograde Perfusion (25–35 mmHg) über die Jugularvenen möglich, die jedoch mit einer höheren Hirnödemneigung assoziiert ist und daher kaum noch angewandt wird.

Besteht ein Aneurysma nicht nur im Aorta ascendens-Bogen-Bereich, sondern auch in der Aorta descendens, wird die Bogenprothese so implantiert, dass die distale Anastomose etwa 5–8 cm vor dem Prothesenende angelegt wird, d. h. das 5–8 cm lange distale Prothesenende frei in der Aorta descendens flottiert (»elephant trunk«-Technik (Borst et al. 1983)). In einer zweiten Sitzung kann die Aorta descendens ersetzt (oder gestentet) und die Descendensprothese mit dem flottierenden Ende der Bogenprothese verbunden werden. Bei primär zu versorgender Aorta descendens, z. B. aufgrund einer Ruptur, kann ein sog. »reversed elephant trunk« die sekundäre Bogenoperation erleichtern (Coselli u. Oberwalder 1998).

Bei einer erheblichen Dilatation der gesamten Aorta kann ein zweizeitiger Ersatz derselben schwierig sein, da die »elephant trunk«-Anastomose nicht sicher angelegt werden kann. In diesen Fällen bietet die »arch first«-Technik eine Alternative. Über eine bilaterale Thorakotomie im 4. Interkostalraum wird nach Etablierung der extrakorporalen Zirkulation und Abschalten der linken Lunge die gesamte thorakale Aorta dargestellt und ein hypothermer Kreislaufstillstand eingeleitet. Zunächst wird der Aortenbogen unter Reinsertion der supraaortalen Äste ersetzt, danach wird die Prothese weiter zur Versorgung der Aorta descendens genutzt und abschließend die Aorta ascendens versorgt (Minale et al. 1994). Da diese Operationstechnik sehr aufwändig und komplikationsträchtig ist, wird sie nur selten angewandt und eine endovaskuläre Versorgung bevorzugt.

■ **Aorta-descendens-Ersatz**

Ist ausschließlich die Aorta descendens aneurysmatisch erweitert, ist das operative Vorgehen ein anderes. Die Patienten werden in Rechtsseitenlage mit Dorsalrotation des Beckens gelegt, da als Zugang eine laterale Thorakotomie dient. Hoch liegende Aneurysmen werden über den 4./5., tief liegende über den 6./7. Interkostalraum (ggf. unter Resektion der 7. Rippe), angegangen. Bei thorakoabdominellen Aneurysmen erfolgt zusätzlich eine abdominelle Inzision unter zirkumferenter Ablösung des Zwerchfells mit einer (bevorzugt) extraperitonealen Präparation der Aorta. Statt des früher teilweise verwendeten Gott-Shunts (9-mm-Aorta ascendens-Aorta descendes-Shunt) (Favaloro 1969) wird heutzutage ein Linksherzbypass oder eine Herz-Lungen-Maschine verwendet, da das Herz bei abgeklemmter Aorta descendens die supra-aortalen Äste, jedoch nicht die untere Körperhälfte adäquat versorgen kann. Für den Linksherzbypass wird eine Kreiselpumpe proximal am linksventrikulären Apex, linken Herzohr oder der linken unteren Lungenvene und distal an der Femoralarterie angeschlossen. Der Pumpenfluss wird so gewählt, dass oberhalb und unterhalb des Aneurysmas identische Drücke bestehen (1,5–3,5 l/min). Bei Verwendung der Herz-Lungen-Maschine wird diese femorofemoral angeschlossen. Nur bei einer zu erwartenden Aortenklemmzeit < 30 min und gering ausgeprägtem Aneurysma kann die Clamp-and-run-Technik, d. h. einfaches Abklemmen mit fortlaufender Naht, angewandt werden.

Für den Ersatz des Aneurysmas der Aorta descendens gibt es verschiedene Techniken. Verfügt man über die Möglichkeit, somatosensorische evozierte Potenziale zu messen, kann das aneurysmatische Aortensegment noch vor Installation der extrakorporalen Zirkulation unter schrittweiser Durchtrennung der temporär okkludierten Interkostalgefäße (8–10 min) mobilisiert werden. Erst nachfolgend wird die Aorta unter extrakorporaler Zirkulation oberhalb und unterhalb des Aneurysmas abgeklemmt und das Aneurysma eröffnet (oder reseziert). Bei einem Potenzialverlust erfolgt eine temporäre Perfusion großer Interkostalgefäße. Eine imprägnierte Dacron-prothese wird mit einem Filzstreifen als Nahtwiderlager interponiert. Hierbei kann die distale Anastomose auch »offen«, d. h. ohne distale Klemme bei hochnormalem Blutdruck (Mitteldruck 80–100 mmHg) unter partieller Exsanguination, angelegt werden. Ohne Potenzialmessung können die Interkostalgefäße nach Abklemmen der Aorta und Eröffnen des Aneurysmas bzw. das Paraplegierisiko nicht beurteilt werden, weswegen bei dieser Technik v. a. die vermeintlich wichtigen Interkostalgefäße im unteren Thorakalbereich reinseriert werden (◘ Abb. 5.3). Große Interkostaläste ohne Sicker-blutung sollten hierbei eher reinseriert werden als blutende Gefäße, da Letztere Ausdruck einer guten Kollateralisation sind (Eine temporäre Okklusion derselben erhöht die Perfusion des Rückenmarks). Die großen viszeralen aortalen Äste (Truncus coeliacus, A. mesenterica superior, Nierenarterien) können zur Vermeidung einer ischämischen Organschädigung über Ballonkatheter mit Blut bzw. Konservierungslösung perfundiert werden. Nachfolgend kann die aneurysmatische Aortenwand, sofern sie nicht reseziert wurde, verkleinert und über der Prothese wieder vereinigt werden.

Ein hypothermer Kreislaufstillstand ist sinnvoll, wenn auch der Aortenbogen mitbefallen ist, d. h. wenn proximal die linke A. subclavia mitgeklemmt werden muss (theoretische Kompromittierung der Rückenmarkperfusion, klinisch vermutlich unbedeutsam) und wenn die Aorta stark atheromatös verändert ist, sodass die Gefahr zerebraler Embolien besteht.

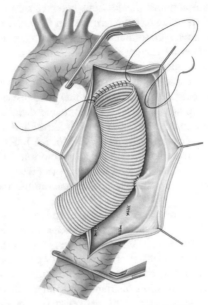

◘ Abb. 5.3 Ersatz der Aorta descendens: wichtige Interkostalgefäße werden in die Prothese reinseriert

5.1.5 Intraoperative Probleme/Komplikationen

Ein großes Problem der Aortenchirurgie ist die lange Ischämiezeit für das Herz und bei hypothermem Kreislaufstillstand und fehlender zerebraler Perfusion auch für das Gehirn (häufigstes neurologisches Defizit: Gedächtnisstörung). Aus diesem Grund sind retrograde Kardioplegiekatheter und bei der Aortenbogenchirurgie zerebrale Perfusionskatheter und eine Kanülierung der A. subclavia vorteilhaft. Kardioplegielösung und zerebrale Perfusion können appliziert werden, ohne dass die Aortenchirurgie dafür unterbrochen werden muss. Wird trotz regelrechter Zerebralperfusion keine ausreichende Sauerstoffsättigung über das NIRS erreicht, kann dies prognostisch ungünstig sein.

Aorta ascendens-Aneurysmen weisen oft eine zerbrechliche Wand und auch Verkalkungen auf, die die Verankerung einer Rohrprothese schwierig gestalten können. Hier sind Widerlager mit Filz- oder Perikardstreifen sehr hilfreich. Eine exakte Nahttechnik ist dabei sehr wichtig, da die Gerinnung insbesondere nach tiefer Hypothermie erheblich kompromittiert und die Aortenbasis in der Reperfusionsphase häufig nicht mehr angehbar ist.

Eine besondere Herausforderung können Reoperationen bei dünnen Sinus mit extrem fragiler Wandqualität darstellen. Ist hierbei eine Mobilisierung der Koronarostien nicht möglich, kann wie bei extrem verkalkten Koronarostien u. U. die Cabrol-Technik, d. h. die Anastomosierung der Koronarostien mit einer Rohrprothese, einfacher sein. Bei Verwendung der Bentall-Technik können periprothetische Blutungen über einen Shunt in den rechten Vorhof abgeleitet werden (Cabrol-Shunt (Cabrol et al. 1981)). Sobald das Heparin antagonisiert ist und sich die Gerinnung bessert, nimmt der Blutfluss über den Shunt ab und Letzterer verschließt sich spontan.

Der Aortenbogenersatz erfordert eine exakte und hämostatische Nahttechnik, da nach Fertigstellung der Anastomose Teile der Nahtreihe nicht mehr einsehbar sind. Ein »elephant trunk« darf nicht zu lang gewählt werden, um einen nachfolgenden Ersatz der Aorta descendens zu erleichtern. Ab einer Länge von 10–15 cm Länge besteht eine erhöhte Paraplegiegefahr. Darüber hinaus ist auf eine Schonung des N. recurrens zu achten.

Der Ersatz der Aorta descendens kann durch einen tiefen Situs, Verwachsungen der Lunge, Blutungen aus Interkostalgefäßen und Kollateralen sowie durch Gefäßverkalkungen erschwert sein.

Eine sorgfältige Entlüftung der Aorta ist wichtig, um die ohnehin bestehende Gefahr zerebraler Ischämien zu vermindern. Bei der Aortenbogenchirurgie wird daher mancherorts ein geringer distaler Fluss aufrechterhalten, der zudem auch für die Protektion des Rückenmarks vorteilhaft ist.

5.1.6 Ergebnisse

Beim suprakoronaren Aortenersatz und beim Composite-Ersatz liegt das Letalitätsrisiko bei etwa 5–15 % bzw. 2,5–10 %. Die 5-Jahres-Überlebensrate nach Ersatz der Aorta ascendens liegt bei etwa 65–75 %. Zusätzliche distalere Aneurysmen, z. B. im Aortenbogen, sind hierbei prognostisch ungünstiger.

Bei der Aortenbogenchirurgie hängt der Erfolg in hohem Maß von der Erfahrung des Chirurgen ab. In geübten Händen liegt die Letalität bei etwa 10 %, wobei die meisten Patienten aufgrund kardialer Ursachen sterben. Das Apoplexrisiko kann bei < 5 % liegen, selbst wenn keine zerebrale Perfusion erfolgt. Das Langzeitergebnis beim Aortenbogenersatz liegt bei etwa 75 % nach fünf Jahren, kann aber bei unvollständigem Bogenersatz bzw. zusätzlichem unversorgtem Aorta-descendens-Aneurysma deutlich schlechter sein.

Bei einem Ersatz der Aorta descendens liegt die Letalität bei etwa 10–15 %, wobei ein höheres Alter, eine atherosklerotische Genese des Aneurysmas, ein Notfalleingriff und eine präoperative Herzinsuffizienz Risikofaktoren darstellen. Das Risiko einer Paraplegie liegt im Mittel bei etwa 5–10 % und hängt bei fehlender distaler Perfusion in erster Linie von der Aortenabklemmzeit ab. Unterhalb von 30 min liegt es bei 3 %,

bei 30–35 min Klemmzeit bei 10 % und ab 60 min bei 25 %. Neben der Aortenklemmzeit sind die Höhe der Aortenabklemmung, das Ausmaß der Aortenausklemmung und
die Körpertemperatur von Bedeutung. 5-Jahres-Überlebensraten liegen bei etwa 60 %,
nach 10 Jahren leben noch 40 % der Patienten. Haupttodesursachen sind weitere
Manifestationen der Atherosklerose wie eine koronare Herzerkrankung, Schlaganfall
und weitere Aneurysmen.

5.2   Aortendissektion

Dieser Begriff wurde 1826 von Laennec eingeführt, eine erfolgreiche operative Versorgung erfolgte erstmals 1954 durch De Bakey (De Bakey et al. 1955). Aortendissektionen
entstehen in den westlichen Industrieländern mit einer Häufigkeit von etwa 5 Fällen
pro 1000 Einwohner. Sie können die gesamte Aorta einschließlich der abgehenden Äste
betreffen. Sie werden zumeist entweder nach De Bakey (De Bakey et al. 1965) in Typ I
(gesamte Aorta), Typ II (nur Aorta ascendens) und Typ III (nur Aorta descendens) oder
durch die Stanford-Klassifikation (Daily et al. 1970) in Typ A (Aorta ascendens involviert[1]) und Typ B (nur Aorta descendens betroffen) eingeteilt. Mit der Erkenntnis, dass
intramurale Hämatome und Aortenulzera Vorstufen von Aortendissektionen sind,
wurde von Svensson (Svensson et al. 1999) eine weitere (Sub-) Klassifikation vorgeschlagen. Während die De Bakey-Klassifikation die Lokalisation des primären Einrisses
(engl.»entry«) und die Längenausdehnung des Aneurysmas berücksichtigt, werden bei
der Stanford-Klassifikation lediglich die Längenausdehnung bzw. der Befall der Aorta
ascendens, nicht aber das Entry berücksichtigt. Dies ist einfacher und entspricht den
klinischen Behandlungskonzepten.

5.2.1   Anatomie/Pathologie

Atherosklerose ist die Hauptursache für die Entstehung von Aortenaneurysmen, es
kommt dabei zu einer Verdickung, Fibrosierung und Kalzifizierung der Intima. Durch
die Intimaverdickung vergrößert sich der Abstand zwischen Endothel und Media,
wodurch die Versorgung der Gefäßwand mit Sauerstoff und Substraten schlechter
wird. Die glatten Muskelzellen werden schließlich nekrotisch, die Media wird dünner
und die elastischen Strukturen fibrosieren (Erdheim 1929; Gsell 1928). Intimarup-
turen führen zu einer intramuralen Aortenwandeinblutung, die nachfolgend durch
den intraaortalen Druck zur progredienten Aortendissektion führt. Hauptursache ist
die langjährige arterielle Hypertonie. Seltene Ursachen sind eine Takayashu-Arteriitis,

---

1 In der der originalen Publikation ist der Aortenbogen nicht schlüssig zugeordnet. Heutzutage
zählt eine Aortenbogenbeteiligung als Typ A-Dissektion.

Morbus Behcet, Riesenzellarteriitis, rheumatoide Arteriitis und Morbus Reiter. Gelegentlich treten Aortendissektion auch während einer Schwangerschaft auf, sie finden sich dann bevorzugt im 3. Trimenon.

In 65 % der Fälle entsteht der primäre Einriss (Entry) in der Aorta ascendens, typischerweise quer und etwa 2 cm oberhalb der Aortenklappe anterior rechts. Diese Stelle erklärt sich durch die hohe Druckbelastung in der systolischen Pulsation. Im Bogen findet sich das Entry in 10 %, in der proximalen Aorta descendens in 20 % und distal davon in nur 5 % der Fälle. Eine hohe Koinzidenz findet sich bei Patienten mit bikuspider Aortenklappe. Nach proximal zieht die Dissektion häufig zum rechts- oder akoronaren Taschensegel, wobei das rechte Koronarostium und die Klappenkommissuren involviert sein können. Ein assoziiertes Hämatom kann sich sogar bis in das Vorhofseptum ausbreiten und eine Blockbildung verursachen. Nach distal findet sich das falsche Lumen zumeist entlang der Außenseite des Aortenbogens, wobei die Dissektion bis in die Kopfgefäße reichen kann, um links anterolateral in die Aorta descendens zu ziehen.

Bei der Typ-B-Dissektion findet sich der Intimaeinriss unmittelbar distal des Abgangs der linken A. subclavia. Hier geht die relativ mobile Aorta ascendens mit dem Aortenbogen in die immobile Aorta descendens über. Dadurch entstehen in diesem Bereich besonders hohe Torsions- und Flexionskräfte während des Herzzyklus. Der Intimaeinriss breitet sich normalerweise nach distal aus, kann sich aber auch nach proximal fortsetzen, es wird dann von einer retrograden Typ-A-Dissektion (Dissektion in der Aorta ascendens bzw. dem Aortenbogen ohne Entry in diesem Bereich) gesprochen.

Die Sicherung der Diagnose erfolgt in der Regel über eine TEE, bei der neben dem Ausmaß des Intimaeinrisses auch die Aortenklappe, die in etwa in 30–40 % der Fälle eine operative Maßnahme erfordert, beurteilt werden kann. Ein CT oder eine Angiographie sind für die Operationsindikation nicht unbedingt notwendig, können aber wertvolle Hinweise bringen, wie z. B. eine Malperfusion der viszeralen Gefäße. Durch eine Koronarangiographie kann eine koronare Malperfusion oder eine begleitende koronare Herzerkrankung nachgewiesen werden.

5.2.2 Operationsindikation

Jede akute Aortendissektion, welche die Aorta ascendens oder den Aortenbogen involviert (Typ-A-Dissektion), stellt eine Operationsindikation dar, da sie zu einer lebensbedrohlichen akuten Aortenruptur mit Perikardtamponade, einer Aortenklappeninsuffizienz, einem Myokardinfarkt durch Verlegung eines Koronarostiums und zu einer Karotisminderperfusion führen kann. Die Letalität der Typ-A-Dissektionen ist hoch und wurde früher mit 1 %/h in den ersten 48 h angegeben! Vermutlich liegt sie mittlerweile etwas niedriger. Ein intramurales Hämatom der proximalen Aorta oder des Aortenbogens, das noch nicht zu einer Dissektion der aortalen Wandschichten geführt hat, gilt als Vorstufe der Aortendissektion und bedingt bei ausgedehntem oder progredientem Befund in identischer Weise die dringliche Operationsindikation bzw. das Operationsverfahren.

Ein Apoplex und eine Paraplegie wurden früher häufig als Kontraindikation für einen Notfalleingriff angesehen. Sie sind zwar Risikofaktoren, weisen aber postoperativ bisweilen eine Rückbildungstendenz auf. Sie gelten daher nicht mehr grundsätzlich als Kontraindikation.

Chronische Dissektionen im Bereich der Aorta ascendens bzw. des Aortenbogens mit teilthrombosiertem falschem Lumen sind hinsichtlich einer operativen Intervention wie Aortenaneurysmen zu werten, da die Rupturgefahr wesentlich geringer ist (▸ Abschn. 5.1.2). Sie können dementsprechend elektiv operiert werden.

Eine akute Typ-B-Dissektion wird weitgehend konservativ, d. h. nur durch Blutdruckregulation, behandelt. Gründe für ein operatives Vorgehen sind eine retrograde Dissektion nach proximal in die Aorta ascendens oder den Aortenbogen, eine Malperfusion der abdominellen Organe, eine drohende Ruptur (periaortales oder mediastinales Hämatom) und anhaltende Schmerzen. Unkomplizierte Dissektionen der Aorta descendens weisen ansonsten eine identische Prognose unter konservativer Therapie auf. Die Rolle der perkutanen Verfahren, einschließlich der Stenteinlage, ist noch nicht exakt definiert. Eine klare Indikation zur Stenteinlage wird bei statischen Gefäßobstruktionen aortaler Äste gesehen. Bei dynamischen Obstruktionen erfolgt eine Fenestration der Membran mit oder ohne zusätzliche Stenteinlage, welche das falsche Lumen unverändert dem aortalen Blutdruck aussetzt und dort zu einer allmählichen Größenzunahme führen kann (Erbel et al. 2001).

Seit einigen Jahren wird als Alternativverfahren auch die interventionelle Implantation eines oder mehrerer ummantelter Stents über die ganze Aorta descendens und ggf. über die Bifurkation hinweg angesehen. Muss dabei der Abgang der linken A. subclavia für eine sichere proximale Verankerung »überstentet« werden, ist gelegentlich eine operative Revaskularisation des linken Arms z. B. mittels eines Carotis-Subclavia-Bypass notwendig. Auch die Abgänge der Viszeralgefäße können mit einem Stent versorgt werden. Eine »Überstentung« aller Kopfgefäße mit entsprechender prothetischer Versorgung der Gefäße bei einer Typ A-Dissektion ist ebenfalls möglich, aber kaum sinnvoll.

5.2.3 Operationsverfahren

Ziel der Operation ist es, eine Aortenruptur und eine Perikardtamponade zu verhindern, eine Aortenklappeninsuffizienz zu beseitigen und das falsche Lumen zu dekomprimieren (▸ Abschn. 5.2.2). Die Operationstechnik orientiert sich am Intimaeinriss bzw. dem Befund an der Aorta. Da die Aortenwand bei einer Dissektion extrem brüchig

ist, wird bei Patienten ohne Bindegewebserkrankungen zumeist versucht, den Aortenersatz auf ein Minimum zu reduzieren und nur dissezierte, aber nicht zerstörte Wand-
anteile zu stabilisieren, entweder mit filz-gestützten Nähten oder mit einem Gelatin-
Resorcin-Formalin-Kleber (French glue) [84] (Marfan-Syndrom, ► Abschn. 5.3). Das
Operationsprinzip sieht wie folgt aus, wobei ein ausschließlicher Aortenersatz mit oder
ohne Rekonstruktion der Aortenklappe in 80–90 % der Fälle möglich ist:

1. Im typischen Fall liegt das Entry in der Aorta ascendens, in welchem ein Ersatz
   der Aorta ascendens erfolgt.
2. Liegt das Entry im Aortenbogen, wird der Bereich der dissezierten Aorta ascendens und der Aortenbogen partiell oder komplett ersetzt.
3. Entrys im Bereich der Aortenwurzel/Sinus coronarius können häufig durch
   einen Dacronpatch beseitigt werden. In ca. 15 % der Fälle ist dies nicht möglich,
   sodass, ebenso wie bei pathologisch stark veränderten Klappensinus, ein infra-
   koronarer Aortenersatz (David-Operation) oder ein Aortenwurzelersatz
   notwendig wird. Da eine David-Operation eine längere Ischämiezeit und ggf.
   eine schwierigere Reoperation zur Folge hat, wird zumeist klappentragendes
   Conduit implantiert.
4. Findet sich kein Entry in Aorta ascendens und Aortenbogen, liegt eine retrograde Typ-A-Dissektion vor, bei der überwiegend ein Ersatz von Aorta ascendens und Aortenbogen sowie eine Prothesen- oder Stent-Einlage in die Aorta
   descendens (sog. »elephant trunk«) favorisiert werden.

Ein alternatives Therapiekonzept für die Typ-A-Dissektion sieht vor, stets einen möglichst kompletten Aortensatz, d. h. Aorta ascendens- und Bogenersatz mit Prothesen-
oder Stenteinlage in die Aorta descendens durchzuführen. Angesichts der Komplexität
ist dieses Verfahren bislang jedoch sehr umstritten.

■ Aorta-ascendens-/Aortenbogenersatz

Die Aortenkanüle kann über die rechte A. subclavia oder eine Femoralarterie eingebracht werden. Eine Kanülierung des Truncus brachiocephalicus ist nicht ratsam, da
der Abgang des Gefäßes häufig ebenfalls disseziert ist. Nach entsprechender Ultraschall-
kontrolle kann u. U. auch der Aortenbogen am konkaven Aspekt im wahren Lumen
kanüliert werden. In Notfallsituationen wurde darüber hinaus eine Kanülierung über die
linksventrikuläre Herzspitze und nach Durchtrennung der Aorta direkt in dieselbe beschrieben. Nach Institution der extrakorporalen Zirkulation wird die Aorta vor dem
Truncus abgeklemmt und das Herz kardioplegisch stillgestellt. Gleichzeitig wird der
Patient in den meisten Zentren auf < 20 °C abgekühlt – eine Abkühlung auf nur 28 °C
oder noch weniger (moderate Hypothermie) ist aufgrund der abdominalen und spinalen
Ischämiegefahr umstritten. Nach Eröffnung der Aorta ascendens wird der Anteil reseziert, in dem das Endothel zerstört ist, und die separierten Wandschichten werden bevorzugt mit dem (Gelatin-Resorcin-Formalin)-Kleber aneinander geklebt, können aber

auch über Filzstreifen als Widerlager vernäht werden. Die Aortenklappe und die Klappensinus werden inspiziert und ggf. rekonstruiert. Ist die Aortenklappe nicht zu erhalten, erfolgt ein Composite-Ersatz, d. h. es wird eine Rohrprothese mit integrierter Klappe implantiert (▶ Abschn. 5.1.4). Andernfalls wird zumeist eine größenangepasste Dacronprothese End-zu-End mit dem proximalen Aortenende anastomosiert. Die Alternative einer David-Operation wird zumeist als zu aufwändig angesehen.

Da der Zustand der Intima präoperativ nicht vollständig beurteilt werden kann, ist eine Inspektion des Aortenbogenlumens unabdingbar. Hierzu können ein Kreislaufstillstand oder eine distale »low flow«-Perfusion mit oder ohne zerebrale Perfusion verwendet werden. Nach Einleiten des Kreislaufstillstands in Kopf-Tief-Lage und Lösen der Aortenklemme wird die Aorta längs eröffnet und das Ausmaß der Intimazerstörung analysiert. Ist nur der proximale Abschnitt befallen, kann der Aortenbogen distal geklebt und die Aortenprothese schräg in den Bogen anastomosiert werden (sog.»hemiarch«-Technik). Ist der gesamte Aortenbogen befallen, muss er komplett ersetzt werden. Die Prothese wird dann distal des linken Subklaviaabgangs eingenäht (»total arch«), wobei es sich empfiehlt etwa 5–8 cm der Dacronprothese als sogenannten »elephant trunk« (Borst et al. 1983) in die Aorta descendens einzulegen, um diese ggf. später einfacher stenten oder ersetzen zu können (▶ Abb. 5.2). Anstelle des in der Aorta frei flottierenden Prothesenendes kann auch der Stent (13–16 cm lang) einer Stentgraft-Prothese (»frozen elephant trunk«) platziert werden, an dem sich wiederum weitere Stents andocken lassen. Die Kopfgefäße können, wenn sie nicht disseziert sind, über einen gemeinsamen Flicken in die Bogenprothese reinseriert werden. Hat sich die Dissektion auch in die supraaortalen Äste fortgesetzt und ist die Intima in diesem Bereich eingerissen, ist es besser, die supraaortalen Äste einzeln über 8–12 mm große End-zu-End anastomosierte Dacronprothesen (auch als Y-Prothese) in die Bogenprothese zu reinserieren. Wurde arteriell femoral kanüliert, muss nach Fertigstellung des Aortenbogenersatzes nach aortal, d. h. in die Prothese, umkanüliert und eine antegrade Perfusion initiiert werden, da hierbei die Gefahr einer Malperfusion wesentlich geringer ist. Darüber hinaus kann eine belassene retrograde Perfusion den gerade rekonstruierten/geklebten Bogen erheblich schädigen. Eine Kanülierung der A. subclavia kann belassen werden.

Liegt eine chronische Dissektion vor, sind die Wandschichten schon teilweise verklebt und damit stabiler. Die operative Technik entspricht der aortaler Aneurysmen (▶ Abschn. 5.1.3).

■ **Aortenersatz mit Aortenklappeneingriff**

Reicht die Dissektion bis an den Anulus der Aortenklappe, wobei insbesondere die akoronare und die rechtskoronare Kommissur abgelöst werden, muss bei der intraoperativen Inspektion zunächst entschieden werden, ob die Klappe erhalten werden kann oder ein Klappenersatz sinnvoller ist. Die einfachste Rekonstruktionsmaßnahme ist demnach das Kleben der bis an den Aortenanulus reichenden Dissektion mit (Gelatin-Resorcin-Formalin)-Kleber, ggf. mit einer stabilisierenden Naht im Bereich der Kommissuren. Sind auch die Klappensinus nicht rekonstruierbar oder als pathologisch verändert anzusehen, kann die Aortenwurzel nach den Techniken von David u. Feindel (1992) und Sarsam u. Yacoub (1993) rekonstruiert werden (▶ Abschn. 5.1.3).

Bei einem gemeinsamen Ersatz von Aortenklappe und Aorta ascendens erfolgt ein Composite-Ersatz in herkömmlicher Technik, wobei dissezierte Koronarostien vor ihrer Reimplantation durch Naht oder Klebung rekonstruiert werden müssen.

5.2.4 Intraoperative Probleme/Komplikationen

Nicht selten findet sich ein Hämatoperikard als Folge einer beginnenden Perforation. In dieser Situation ist eine Kanülierung der A. subclavia besonders vorteilhaft, da bei einer Aortenruptur unmittelbar mit Eröffnen des Perikards die extrakorporale Zirkulation über die Sauger initiiert werden kann.

Legt sich die Dissektionsmembran vor einen wichtigen Gefäßabgang, kann dieser verlegt und davon abhängige Organperfusionen kritisch vermindert werden. Besonders nachteilig ist, dass eine intraabdominelle Malperfusion oder eine ischämische Schädigung des Rückenmarks u. U. erst postoperativ anhand der Komplikationen oder Enzymveränderungen erkannt werden.

Reicht die Dissektion bis an den Aortenanulus, kann der Erhalt der ansonsten intakten Aortenklappe schwierig sein, wenn das adäquate Verkleben der Wandschichten nicht möglich ist. Sind die Koronararterien involviert, müssen die Ostien rekonstruiert und ein Weiterreichen der Dissektion in die Koronargefäße ausgeschlossen werden. Gelegentlich findet sich ein Abriss einer Koronararterie (zumeist ist die rechte Herzkranzarterie betroffen), der am besten durch ein Veneninterponat behoben werden kann.

Das (fakultative) Verkleben einer Dissektion im Aortenbogenbereich bei ausschließlichem Aorta-ascendens-Ersatz sollte sehr sorgfältig erfolgen (z. B. unter Zuhilfenahme eines Ballonkatheters im Isthmusbereich, der ein Abfließen des Klebers und periphere Embolien bei einem distalen Reentry verhindert), um eine möglichst vollständige Obliteration des falschen Lumens im Bogenbereich zu erreichen. Wenn das falsche Lumen nicht gut verklebt werden kann, oder dies gar nicht angestrebt wird, ist damit zu rechnen, dass postoperativ erneut eine retrograde Perfusion desselben erfolgt. Bei Anlage eines »elephant trunk« mittels Dacronrohrprothese ist darauf zu achten, dass dieser frei perfundiert wird und nicht abknickt. Bei einer Stenteinlage in die Aorta descendens ist es wichtig, dass dieser im wahren Lumen zu liegen kommt und nicht über ein Reentry im falschen Lumen landet.

Unabhängig von jeder »elephant trunk«-Anlage kann das wahre Lumen in der Aorta descendens fast vollständig okkuliert sein, sodass weitere therapeutische Maßnahmen (Stenting, Fensterung) folgen müssen.

Die einzelne Anastomosierung der supraaortalen Äste kann aufgrund einer tiefen Lage und fragiler Wandqualitäten sehr schwierig sein. Bisweilen wird die A. subclavia sinistra daher verschlossen und (bei Minderperfusion des linken Arms) mit einem Carotido-subclavia-Bypass angeschlossen.

Hauptprobleme der chirurgischen Eingriffe sind jedoch die durch das fragile Gewebe bedingte Blutung und die durch die Hypothermie und die lange EKZ-Zeit gestörte Gerinnung.

5.2.5 Ergebnisse

Die 1-Jahres-Überlebensraten für eine Typ-A-Dissektion liegen ohne Operation bei 5 %, mit dagegen bei etwa 60–80 %, abhängig von der Patientenselektion. Im Gegensatz dazu ist die 1-Jahres-Überlebensrate bei einer unkomplizierten Typ-B-Dissektion bei medikamentöser und bei chirurgischer Therapie weitgehend identisch, sie liegt bei etwa 60–80 %. Bei einer Typ-B-Dissektion mit Malperfusionskomplikationen steigt die Letalität mit dem Ausmaß der involvierten Organsysteme an, es wurden hierbei Letalitätsraten bis > 40 % berichtet.

Beim suprakoronaren Aortenersatz müssen innerhalb von 10 Jahren nur 10–20 % der Patienten an der Aortenklappe reoperiert werden. In 20–45 % der Fälle wurden jedoch mittel- bis schwergradige Aortenklappeninsuffizienzen berichtet. Es wird vermutet, dass im weiteren Verlauf der Aortenerkrankung eine Entwicklung eines Sinusvalsalva-Aneurysmas nicht selten ist (bis zu 29 % beschrieben), ebenso wie eine progressive Aortenwurzeldilatation, die für die Aortenklappeninsuffizienz verantwortlich sein kann. Ursache dafür könnte eine zystische Medianekrose ein. Auch das Kleben der Aortenwand im Bereich der Sinus trägt das Risiko einer Redissektion nach ausschließlichem suprakoronaren Ersatz. Die Operationsverfahren nach David u. Feindel (1992) und Sarsam u. Yacoub (1993) verhindern die Entwicklung eines Sinus-valsalva-Aneurysmas und einer Redissektion der Aortenbasis, sind aber technisch wesentlich anspruchsvoller und deutlich zeitaufwändiger. Darüber hinaus ist die Wahrscheinlichkeit für eine Reoperation an der Aortenklappe gegeben.

Besteht im Langzeitverlauf bei nicht oder ungenügend versorgtem Aortenbogen weiterhin eine Aortendissektion, kann es insbesondere bei einer anhaltenden antegraden Perfusion des falschen Lumens zu einem Wachstums desselben kommen und eine nachfolgende operative Intervention an Aortenbogen/prox. Aorta descendens notwendig werden lassen (häufig erst nach 5–7 Jahren!) (Kobuch et al. 2012).

5.3   Marfan-Syndrom

Das Marfan-Syndrom wurde erstmals durch Marfan 1896 beschrieben. Es handelt sich um eine Bindegewebserkrankung mit autosomal-dominanter Vererbung, die das Skelett, die Augen und das Kardiovaskularsystem betrifft. Eine Spontanmutation findet sich in 15–25 % der Fälle. Die klinische und genetische Variabilität ist jedoch so groß, dass die einzelnen Befunde keine individuelle Risikoanalyse erlauben.

Histologisch findet sich eine Degeneration der Media in der Aortenwand mit einem Verlust der elastischen Fasern und vermehrten Mukoid- und Kollageneinlagerungen. Diese Veränderungen führen zu fusiformen Aneurysmen der Sinus valsalvae und der Aorta ascendens sowie zu einer anuloaortalen Ektasie mit resultierender Aortenklappeninsuffizienz bei etwa 90 % der Patienten. Dissektionen finden sich bei ⅓–⅔ aller Patienten und überwiegend in aneurysmatischem Gewebe, sie können aber auch ohne Aneursymen und bei nur geringer Medianekrose entstehen. Ein Mitralklappenprolaps bei myxödematöser Degeneration ist bei 80 % der Patienten sichtbar und führt in ¼ der Fälle zu einer schweren Mitralklappeninsuffizienz. Immunhistochemisch findet sich abnormales Lipoprotein, das Fibrillin, dessen Gen auf dem Chromosom 15 bekannt ist und für eine Familiendiagnosik genutzt werden kann.

Eine Dissektion der Aorta ascendens bedingt eine notfallmäßige Operation. Der optimale Zeitpunkt für die Indikationsstellung bei progredienter Zunahme des Aortendurchmessers zur Vermeidung eines Notfalleingriffs ist bislang noch umstritten. Im Vergleich zu den arteriosklerotischen Aneurysmen wird die Operationsindikation seitens des Marfan-Syndroms wegen des höheren Rupturrisikos allerdings früher gestellt, in einigen Institutionen schon ab 4,0 cm (► Abschn. 5.1.3). Deshalb werden die Patienten regelmäßig mittels Echokardiographie, CT oder MRT untersucht. Weitere Gründe für eine frühe Operation sind eine positive Familienanamnese sowie eine Aortenklappeninsuffizienz mit Kompromittierung der linksventrikulären Pumpfunktion.

Eine Dissektion der Aorta descendens wird meist, wie bei anderen Ätiologien auch, nur bei Organmalperfusion, drohender Ruptur oder progredienter Ausdehnung operativ angegangen, wenngleich eine Indikation zum operativen Vorgehen hier liberaler gestellt werden kann.

Da die gesamte Aortenwand erkrankt ist und auch die Aortenwurzel mit den Sinus erweitert ist, wird möglichst die gesamte Aorta ascendens und liberal auch der Aortenbogen ersetzt. Die Aortenklappe kann entsprechend der oben genannten Techniken erhalten werden. Liegen die Koronarostien so nah am Aortenanulus, dass ein Aortenwurzelersatz schwierig ist, erscheint die Diagnose Marfan sehr unwahrscheinlich, da beim Marfan-Syndrom die Koronarostien durch die aufgeweiteten Sinus stets vergrößert und nach oben verschoben sind.

Ohne Therapie liegt die mittlere Lebenserwartung bei 32–34 Jahren, wobei die Patienten zu 90 % an kardiovaskulären Komplikationen sterben. In 80 % der Fälle ist die Aortenwurzel betroffen. Knapp 50 % der Betroffenen sterben aufgrund einer Aortendissektion oder -ruptur, ¼ infolge einer Aortenklappeninsuffizienz.

Nach Composite-Ersatz liegt die 5-Jahres-Überlebensrate bei 85–90 %, nach 10 Jahren leben noch 75 % der Patienten. Im Follow-up entwickeln bis zu 25 % der Patienten distale aortale Dilatationen und Dissektionen, die einer Reoperation bedürfen. Insgesamt liegt das Reoperationsrisiko bei Marfan-Patienten 6-mal höher als bei allen anderen Patienten, unabhängig von der Operationstechnik. Ein separater Ersatz von Aorta und Aortenklappe führt zu Aneurysmen im verbliebenen Aortensegment, weswegen diese Operationstechnik beim Marfan-Syndrom nicht angewendet werden sollte.

5.4   Sinus-valsalva-Aneurysma

Angeborene Sinus-valsalva-Aneurysmen entstehen aufgrund eines fehlenden elastischen und muskulären Gewebes in den Sinus infolge des systemischen Blutdrucks (Diskontinuität zwischen Media der Aorta und Aortenklappe). Sie finden sich überwiegend am rechtskoronaren Sinus (70 %), seltener akoronar (20 %) oder linkskoronar (10 %). In der Hälfte der Fälle findet sich begleitend ein VSD, bei ¼ der Patienten eine Aortenklappeninsuffizienz aufgrund einer Anulusdilatation. Die kongenitalen Aneurysmen rupturieren typischerweise im 3. und 4. Lebensjahrzehnt nach intrakardial, die rechtskoronaren bevorzugt in den rechten Ventrikel, die akoronaren in den rechten Vorhof. Diese Rupturen werden von den Patienten in der Regel gut toleriert. Erworbene Sinus-valsalva-Aneurysmen können Folge einer Endokarditis, einer zystischen Medianekrose oder eines Traumas sein. Häufig sind alle Sinus befallen, wodurch eine zwiebelförmige Auftreibung der gesamten Aortenwurzel imponiert. Im Gegensatz zu den kongenitalen Aneurysmen rupturieren die erworbenen Aneurysmen nach außen ins Perikard und führen zur bedrohlichen Tamponade.

Aufgrund der ungünstigen Prognose des natürlichen Verlaufs ist bei jedem Sinus-valsalva-Aneurysma prinzipiell eine Operationsindikation gegeben. Bei einer inneren Ruptur ist eine Operation vordringlich, um eine Endokarditis und progredientes Herzversagen zu verhindern. Hierbei sind mehrere Operationstechniken möglich. Bei günstiger Anatomie kann das Aneurysma mit einer direkten Naht verschlossen werden. Bei ausgedehnteren Aneurysmen wird die Wand des betroffenen Sinus reseziert und durch einen Dacronflicken ersetzt. Sind alle Sinus involviert, erfolgt ein Ersatz der Aorta ascendens nach Yacoub oder David mit einer Reimplantation der Koronararterien, bei destruierter Aortenklappe auch eine Implantation eines klappentragenden Conduits (▶ Abschn. 5.1.4). Die Fistel wird über die Aorta und über die betroffene Herzkammer aufgesucht und von beiden Seiten verschlossen. Kleinere Fisteln können mit einer Matratzennaht verschlossen werden, bei größeren Defekten muss aortal ein Flicken eingenäht werden, um Verziehungen zu vermeiden.

Das Operationsrisiko bei einer Aneurysmaruptur liegt bei etwa 5–10 %, die Langzeitergebnisse sind exzellent (90 % in 10 Jahren, 85 % in 25 Jahren). Typische Komplikationen sind eine progrediente Aortenklappeninsuffizienz, eine Rezidivfistel und Erregungsleitungsstörungen. Ein erneuter Eingriff an der Aortenklappe ist in etwa 17 % der Fälle innerhalb von 10 Jahren notwendig, unabhängig davon, ob initial eine Aortenklappeninsuffizienz vorlag.

5.5   Traumatische Aortenruptur

Die Hauptursache traumatischer Aortenrupturen ist ein Dezelerationstrauma, nicht selten ein Verkehrsunfall (»dashbord injury«). In etwa 90 % ist die Aorta descendens betroffen, sie reißt typischerweise im Bereich des Lig. Botalli unmittelbar distal des linken A. subclavia-Abgangs. Die Diagnose erfolgt heutzutage über ein Angio-CT. Die Versorgung erfolgt in erster Linie endovaskulär durch Stenteinlage, ist aber prinzipiell auch offen chirurgisch möglich. Nach einer linksseitigen posterolateralen Thorakotomie können die Aorta proximal des A. subclavia-Abgangs und die A. subclavia getrennt abgeklemmt und eine Dacronprothese interponiert werden. Der N. recurrens sollte dabei geschont werden. Abklemmzeiten bis zu 30 min weisen ein geringes Paraplegierisiko auf und erlauben die Clamp-and-run-Technik. Erwartet man längere Abklemmzeiten, ist die Verwendung eines Linksherzbypasses oder einer femorofemoralen Herz-Lungen-Maschine ratsam. Bei ausgedehntem Aorteneinriss mit großer Hämatombildung kann mit Hilfe der Herz-Lungen-Maschine die Aorta auch im Kreislaufstillstand angegangen werden.

Rupturen der Aorta ascendens (etwa 10 %) werden über eine mediane Sternotomie versorgt, der Anschluss der extrakorporalen Zirkulation erfolgt über den rechten Vorhof und eine Femoralarterie bzw. den Aortenbogen. Ist eine Abklemmung der Aorta ascendens zur Gabe von Kardioplegielösung nicht möglich, erfolgt die Gabe retrograd oder der Patient wird abgekühlt und ein Kreislaufstillstand initiiert.

Literatur

Adamkiewicz A (1882) Die Blutgefaesse des menschlichen Rueckenmarkes. Sitzungsb Akad Mathnaturw 85: 101-130

Arsan S, Akgun S, Kurtoglu N, Yildirim T, Tekinsoy B (2004) Reduction aortoplasty and external wrapping for moderately sized tubular ascending aortic aneurysm with concomitant operations. Ann Thorac Surg 78: 858-861

Bentall H, De Bono A (1968) A technique for complete replacement of the ascending aorta. Thorax 23: 338-339

Borst HG, Schaudig A, Rudolph W (1964) Arteriovenous fistula of the aortic arch: Repair during deep hypothermia and circulatory arrest. J Thorac Cardiovasc Surg 48: 443-447

Borst HG, Walterbusch G, Schaps D (1983) Extensive aortic replacement using »elephant trunk« prostheses. Thorac Cardiovasc Surg 31: 37-40

Cabrol C, Pavie A, Gandjbakhch I, Villemot JP, Guiraudon G, Laughlin L, Etievent P, Cham B (1981) Complete replacement of the ascending aorta with reimplantation of the coronary arteries: new surgical approach. J Thorac Cardiovasc Surg 81: 309-315

Cooley DA, De Bakey ME (1956) Resection of the entire ascending aorta in fusiform aneurysm using cardiac bypass. JAMA 162: 1158-1159

Coselli JS, Oberwalder P (1998) Successful repair of mega aorta using reversed elephant trunk procedure. J Vasc Surg 27: 183-188

Crawford ES, Crawford JL, Safi HJ, Coselli JS, Hess KR, Brooks B, Norton HJ, Glaeser DH. Thoracoab-dominal aortic aneurysms: preoperative and intraoperative factors determining immediate and long term results of operations in 605 patients. J Vasc Surg. 1986; 3: 389-404.

Daily PO, Trueblood HW, Stinson EN, Wuerflein RD, Shumway NE (1970) Management of acute aortic dissections. Ann Thorac Surg 10: 237-247

Dake MD, Miller CD, Semba CP, Mitchell RC, Walker PJ, Linddell RP (1994) Transluminal placement of endovascular stent-graft for the treatment of descending thoracic aortic aneurysm. N Engl J Med 331: 1729-1734

David TE, Feindel CM (1992) An aortic valve-sparing operation for patients with aortic incompetence and aneurysm of the ascending aorta. J Thorac Cardiovasc Surg 103: 617-622

De Bakey ME, Cooley DA (1953) Successful resection of aneurysms of thoracic aorta and replacement by graft. JAMA 152: 673-676

De Bakey ME, Cooley DA, Creech O, Jr. (1955) Surgical considerations of dissecting aneurysm of the aorta. Ann Surg 142: 586-610; discussion, 611-612

De Bakey ME, Creech OJR, Morris GCJR (1956) Aneurysm of thoracoabdominal aorta involving the celiac, superior mesenteric, and renal arteries: Report of four cases treated by resection and homograft replacement. Ann Surg 144: 549-573

De Bakey ME, Crawford ES, Cooley DA, Morris GCJR (1957) Successful resection of fusiform aneurysm of aortic arch with replacement by homograft. Surg Gynecol Obstet 105: 657-664

De Bakey ME, Henly WS, Cooley DA, Morris GC, Crawford ES, Beall AC (1965) Surgical management of dissecting aneurysms of the aorta. J Thorac Cardiovasc Surg 49: 130-149

Elefteriades JA (2002) Natural history of thoracic aortic aneurysms: indications for surgery, and surgicla versus nonsurgical risks. Ann Thorac Surg 74: 1877-1880

Erbel R, Alfonso F, Boileau C, Dirsch O, Eber B, Haverich A, Rakowski H, Struyven J, Radegran K, Sechtem U, Taylor J, Zollikofer C, Klein WW, Mulder B, Providencia LA (2001) Diagnosis and management of aortic dissection. Eur Heart J 22: 1642-1681

Erdheim J (1929) Medionecrosis aortae idiopathica. Virchow›s Arch. Physiol. Anat. 273: 454-479

Favaloro RG (1969) Saphenous vein graft in the surgical treatment of coronary artery disease: Operative technique. J Thorac Cardiovasc Surg 58: 178-185

Griepp RB, Stinson EB, Hollingsworth JF, Buehler D (1975) Prosthetic replacement of the aortic arch. J Thorac Cardiovasc Surg 70: 1051-1063

Gsell O (1928) Wandnekrosen der Aorta als selbständige Erkrankung und ihre Beziehung zur Spontanruptur. Virchow's Arch. Physiol. Anat. 270: 1-36

Hagl C, Ergin MA, Galla JD, et al. (2001) Neurological outcome after ascending aorta – aortic arch operations: effect of brain protection on high-risk patients. J Thorac Cardiovasc Surg 121: 1107-1121

Hiratzka LF, Bakris GL, Beckman JA, Bersin RM, Carr VF, Casey DE, Jr., Eagle KA, Hermann LK, Isselbacher EM, Kazerooni EA, Kouchoukos NT, Lytle BW, Milewicz DM, Reich DL, Sen S, Shinn JA, Svensson LG, Williams DM (2010) 2010 ACCF/AHA/AATS/ACR/ASA/SCA/SCAI/SIR/STS/SVM guidelines for the diagnosis and management of patients with Thoracic Aortic Disease: a report of the American College of Cardiology Foundation/American Heart Association Task Force on Practice Guidelines, American Association for Thoracic Surgery, American College of Radiology, American Stroke Association, Society of Cardiovascular Anesthesiologists, Society for Cardiovascular Angiography and Interventions, Society of Interventional Radiology, Society of Thoracic Surgeons, and Society for Vascular Medicine. Circulation 121: e266-369

Kobuch R, Hilker M, Rupprecht L, Hirt S, Keyser A, Puehler T, Amman M, Zink W, Schmid C (2012) Late reoperations after repaired acute type A aortic dissection. J Thorac Cardiovasc Surg 144: 300-307

Lam CR, Aram HH (1951) Resection of the descending thoracic aorta for aneurysm: A report of the use of a homograft in a case and an experimental study. Ann Surg 134: 743-752

Mao SS, Ahmadi N, Shah B, Beckmann D, Chen A, Ngo L, Flores FR, Gao YL, Budoff MJ. Normal thoracic aorta diameter on cardiac computed tomography in healthy asymptomatic adults: impact of age and gender. Acad Radiol. 2008 Jul;15(7):827-834

Minale C, Splittgerber FH, Reifschneider HJ (1994) Replacement of the entire thoracic aorta in a single stage. Ann Thorac Surg 57: 850-855

Roman MJ, Devereux RB, Kramer-Fox R, O'Loughlin J (1989) Two-dimensional echocardiographic aortic root dimensions in normal children and adults. Am J Cardiol 64: 507-512

Sarsam MA, Yacoub M (1993) Remodeling of the aortic valve anulus. J Thorac Cardiovasc Surg 105: 435-438

Svensson LG, Labib SB, Eisenhauer AC, Butterly JR (1999) Intimal tear without hematoma: an important variant of aortic dissection that can elude current imaging techniques. Circulation 99: 1331-1336

Vahanian A, Alfieri O, Andreotti F, Antunes MJ, Baron-Esquivias G, Baumgartner H, Borger MA, Carrel TP, De Bonis M, Evangelista A, Falk V, Iung B, Lancellotti P, Pierard L, Price S, Schafers HJ, Schuler G, Stepinska J, Swedberg K, Takkenberg J, Von Oppell UO, Windecker S, Zamorano JL, Zembala M (2012) Guidelines on the management of valvular heart disease (version 2012). Eur Heart J 33: 2451-2496

Herzinsuffizienzchirurgie

Christof Schmid

C. Schmid, *Leitfaden Erwachsenenherzchirurgie*,
DOI 10.1007/978-3-642-34589-0_6, © Springer-Verlag Berlin Heidelberg 2014

Bis Anfang der 90er Jahre war die Herztransplantation die einzige chirurgische Therapieform für Patienten mit einer fortgeschrittenen Herzinsuffizienz. Der zunehmende Mangel an geeigneten Spenderorganen hat dazu geführt, dass man sich um die Jahrtausendwende vermehrt den sog. alternativen chirurgischen Therapieverfahren zuwendete. Von den zahlreichen Therapiekonzepten haben sich in erster Linie bis heute aber nur zwei gehalten, da die mechanische Kreislaufunterstützung erheblich an Bedeutung gewonnen hat und zur Behandlungsoption Nummer Eins avanciert ist.

6.1   Pathophysiologie

Beim älteren Menschen beginnt eine Herzinsuffizienz meistens über eine koronare Herzerkrankung, wobei eine Beziehung zwischen Infarktgröße und Letalität besteht. Wenn infolge eines Myokardinfarkts > 20 % der Zirkumferenz dyskinetisch ist, dilatiert das noch kontraktile linksventrikuläre Myokard, um das Schlagvolumen zu erhöhen. Wenn > 50 % der Myokards kompromittiert sind, führt die erhöhte Wandspannung (La Place-Gesetz) zu einem linksventrikulären Versagen und einer Apoptose.

Bei einer unbehandelten dilatativen Kardiomyopathie korreliert die Letalität direkt mit der systolischen Pumpfunktion. Eine Mitralklappeninsuffizienz verschlechtert die Prognose. Sie wird durch eine anuläre Dilatation, eine veränderte Ventrikelgeometrie und eine Papillarmuskeldysfunktion verursacht. Die Herzinsuffizienz verschlechtert sich durch eine Volumenüberlastung über einen Circulus vitiosus.

6.2   Konservative Hochrisikochirurgie

Unter Hochrisikochirurgie ist die Durchführung einer konventionellen Operation als Hochrisikoeingriff zu verstehen. Insbesondere durch die Einführung verbesserter Kardioplegietechniken (Blutkardioplegie) und der intraoperativen transösophagealen Echokardiographie können selbst Patienten mit einer schlechten linksventrikulären Pumpfunktion (Ejektionsfraktion < 20 %) erfolgreich konservativ operiert werden. Unterstützend wird, häufig schon präoperativ, eine intraaortale Ballonpumpe eingesetzt. Mechanische Kreislaufunterstützungssysteme können als Back-up fungieren, werden aber nur sehr selten gebraucht. Das Risiko bei Koronar- und Klappeneingriffen liegt in der Regel bei etwa 5–10 %.

Für die Indikationsstellung einer Hochrisikobypasschirurgie ist die Differenzierung zwischen »hibernating« Myokard (reversible Ischämie) und Narbe wichtig, da sich nur Ersteres nach einer Revaskularisierung erholen und die Herzinsuffizienzsituation und die Gefahr ventrikulärer Arrhythmien bessern kann. Die Differenzierung erfolgt klinisch durch Nitrogaben und objektiv durch eine Positronemissionstomographie

□ **Tab. 6.1** Indikationsstellung Hochrisikobypasschirurgie versus Herztransplantation/ VAD (Westaby 2000)

Hochrisikobypasschirurgie	Herztransplantation/VAD
»Hibernating Myokard«	Überwiegend vernarbtes Myokard
Gute koronare Zielgefäße	Schlechte koronare Zielgefäße
Ersteingriff	Reoperation
Stabile Hämodynamik	Progressive Verschlechterung
Herzindex 2,0 l/min/m²	Herzindex < 2,0 l/mln/m²
LVEDP < 24 mmHg	LVEDP > 24 mmHg
Kein Rechtsherzversagen	Chronisches Rechtsherzversagen
Kurze Herzinsuffizienzanamnese	Lange Herzinsuffizienzanamnese

(PET) oder Kernspintomographie (MR). Demgegenüber ist die linksventrikuläre Ejektionsfraktion ein schlechter Parameter für Risiko und Nutzen einer Bypassoperation (□ Tab. 6.1).

Langzeitergebnisse nach Koronarrevaskularisation zeigen, dass die linksventrikuläre Ejektion postoperativ um etwa 50 % zunimmt. Die 1-Jahres-Überlebensdauer liegt bei 85–95 %, nach 5 Jahren leben noch etwa 70–75 % der Patienten. Während sich die pektanginösen Symptome relativ gut behandeln lassen (80 % frei von Angina nach 5 Jahren), bessert sich die Insuffizienzkomponente wesentlich schlechter (50 % ohne Herzinsuffizienz nach 5 Jahren).

Linksventrikuläre Aneurysmen können erheblich zu einer Herzinsuffizienz beitragen. Für die Wiederherstellung einer normalen bzw. besseren linksventrikulären Geometrie stehen verschiedene chirurgische Techniken zur Verfügung, von denen die lineare Aneurysmektomie und die Dor-Operation die größte Verbreitung gefunden haben (► Abschn. 2.6.3).

Die Mitralklappeninsuffizienz wird in der Regel mit den Standardmethoden versorgt, in kritischen Fällen kann die Alfieri-Methode ein guter Kompromiss sein (► Abschn. 3.2.3).

Bei Patienten mit einer dilatativen Kardiomyopathie werden derzeit keine konservativen Hochrisikoverfahren mehr routinemäßig eingesetzt. Die Überkorrektur der Mitralklappeninsuffizienz, wie von Bolling vorgeschlagen, hat sich nicht durchgesetzt (Bolling et al. 1998). Das linksventrikuläre Resektionsverfahren nach Batista wird ebenfalls als obsolet betrachtet, wie auch die Kardiomyoplastie, die transmyokardiale

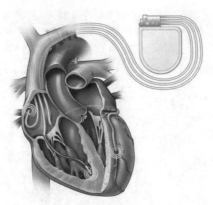

◘ **Abb. 6.1** Herzschrittmacher mit biventrikulärer Stimulation (Mit freundl. Genehmigung der Firma Medtronic)

Laserrevaskularisation (TMLR), restriktive ventrikuläre Dacronnetze (Acorn®) und geometrieverändernde kleine Mitralanuloplastien und Myosplints (Myocor®).

6.3   Biventrikuläre Schrittmacherimplantation

Die biventrikuläre Schrittmacherimplantation hat sich aus der DDD-Stimulation entwickelt und wurde 1994 in die Klinik eingeführt (Cazeau et al. 1994). Sie trägt der Tatsache Rechnung, dass mehr als 90 % aller herzinsuffizienten Patienten mit ventrikulärer Leitungsstörung einen Linksschenkelblock aufweisen und die daraus resultierende intra- und interventrikuläre Asynchronizität zu einer asynchronen Septumbewegung, einer Verkürzung der diastolischen Füllung und insgesamt zu einer Abnahme der Kontraktilität führt. Ziel der kardialen Resynchronisation ist es, die gestörte Ventrikelkoordination durch eine simultane rechts- und linksventrikuläre Stimulation und eine Optimierung der AV-Überleitung mittels AV-sequenzieller biventrikulärer Schrittmachertherapie zu verbessern. Hieraus resultieren ein Anstieg des arteriellen Blutdrucks bei Verringerung des pulmonalkapillaren Verschlussdrucks und eine Abnahme einer vorbestehenden Mitralinsuffizienz.

Eine Operationsindikation ist bei Patienten im NYHA-Stadium III-IV gegeben, die bei optimaler medikamentöser Behandlung keiner wirkungsvolleren Therapiemaßnahme mehr zugänglich sind, eine linksventrikuläre Ejektionsfraktion ≤ 35 % und eine LV-Dilatation (LVEDD > 55 mm oder > 30 mm/m²), einen normalen Sinusrhythmus und einen breiten QRS-Komplex von mindestens 120 ms aufweisen. Bei Vorhofflimmern wird die Indikation erst bei einer QRS-Breite von 150 ms gestellt (Vardas et al. 2007). Bei der Indikationsstellung ist zu berücksichtigen, dass die Mehrzahl der Patienten auch die Voraussetzungen für eine primär prophylaktische ICD-Implantation erfüllt, sodass zumeist eine ICD-Implantation mit biventrikulärer Stimulation erfolgt.

Zur Stimulation beider Herzkammern werden zunächst eine rechtsatriale und eine rechtsventrikuläre Sonde transvenös platziert. Nachfolgend wird eine linksventrikuläre Elektrode eingebracht, für die eine laterale oder posterolaterale Position optimal ist. Während anfänglich eine linksanteriore Thorakotomie und später ein thorakoskopisches Verfahren für eine epikardiale Platzierung der Elektrode favorisiert wurden, bevorzugt man heutzutage eine transvenöse Koronarsinussonde. Alle drei Elektroden werden an ein spezielles ICD-/Herzschrittmacheraggregat konnektiert, das herkömmlich implantiert wird (◘ Abb. 6.1).

Etwa 65 % der Patienten profitieren von der biventrikulären Ventrikelstimulation, d. h. ⅓ der Patienten sind Non-Responder, auch bei sehr breiten QRS-Komplexen. Die Verbesserung der Herzleistung korreliert nicht mit der QRS-Breite, sondern hängt von der linksventrikulären Pumpfunktion ab. Je kränker der Patient ist, desto größer ist der Nutzen. Problematisch ist außerdem, dass asynchrone Kontraktionsmuster auch bei Herzinsuffizienzpatienten mit normaler Erregungsleitung auftreten können. Inwieweit Patienten mit chronischem Vorhofflimmern profitieren, ist noch nicht schlüssig geklärt.

Literatur

Bolling SF, Pagani FD, Deeb GM, Bach DS (1998) Intermediate-term outcome of mitral reconstruction in cardiomyopathy. J Throac Caradiovasc Surg 115: 381-386

Cazeau S, Ritter P, Bakdach S, et al. (1994) Four chamber pacing in dilated cardiomyopathy. Pacing Clin Electrophysiol 17: 1974-1979

Vardas PE, Auricchio A, Blanc JJ, Daubert JC, Drexler H, Ector H, Gasparini M, Linde C, Morgado FB, Oto A, Sutton R, Trusz-Gluza M (2007) Guidelines for cardiac pacing and cardiac resynchronization therapy: The Task Force for Cardiac Pacing and Cardiac Resynchronization Therapy of the European Society of Cardiology. Developed in collaboration with the European Heart Rhythm Association. Eur Heart J 28: 2256-2295

Westaby S (2000) Non-transplant surgery for heart failure. Heart 83: 603-610

Mechanische Kreislaufunterstützung

Christof Schmid

C. Schmid, *Leitfaden Erwachsenenherzchirurgie*,
DOI 10.1007/978-3-642-34589-0_7, © Springer-Verlag Berlin Heidelberg 2014

Die mechanische Kreislaufunterstützung ist etwa so alt wie die Herztransplantation. Ein Linksherzunterstützungssystem (LVAD) wurde erstmals 1966 durch De Bakey bei einer Patientin mit Postkardiotomieversagen eingesetzt und konnte nach zehn Tagen wieder erfolgreich explantiert werden (De Bakey 1971). Kontrollierte klinische Studien mit LVADs folgten in Deutschland aber erst Mitte der 90er Jahre. Mittlerweile sind sie etabliert und werden in zahlreichen Zentren routinemäßig implantiert. Neben den »normalen« (den linken Ventrikel entlastenden) Systemen sind inzwischen auch sog. partiell unterstützende LVADs verfügbar.

Ein vollständiges Kunstherz wurde erstmals 1969 von Cooley (Cooley et al. 1969) eingesetzt, ebenfalls nach einem Postkardiotomieversagen. Es funktionierte bis zur nachfolgenden Herztransplantation, 64 h später, zufrieden stellend. Eine erste Serie mit vollständigen Kunstherzen erfolgte 1982 durch DeVries (1988), musste aber nach kurzer Zeit aufgrund zahlreicher Komplikationen wieder eingestellt werden. Bis heute spielen vollständige Kunstherzen keine wesentliche Rolle in der mechanischen Kreislaufunterstützung.

7.1   Anatomie/Pathologie

Eine mechanische Kreislaufunterstützung kann in vielen Situationen und bei unterschiedlichen akuten und chronischen Krankheitsbildern notwendig werden. Zu diesen zählen
- die verschiedenen Kardiomyopathien
- ein akuter Myokardinfarkt – auch im Rahmen einer PTCA
- eine akute Myokarditis
- maligne Rhythmusstörungen
- ein Postkardiotomieversagen.

Bedeutsam hinsichtlich der Kreislaufunterstützung sind potenziell reversible Veränderungen, da diese evtl. ein Erholen der Myokardfunktion (»reverse remodelling«) und damit ein Entwöhnen vom Unterstützungssystem erlauben. Bei der chronischen Herzinsuffizienz findet sich eine Herunterregulierung der myokardialen ß1-Rezeptoren, welche bei der dilatativen Form ausgeprägter als bei der ischämischen Form ist. Im Gegensatz dazu zeigt sich ein Anstieg der ß2-Rezeptoren, aber nur bei der ischämischen Kardiomyopathie. Hinsichtlich der Fibrose muss zwischen irreversiblen narbigen (»replacement fibrosis«) und reversiblen interstitiellen Veränderungen unterschieden werden. Bei den akuten Formen der Herzinsuffizienz liegt häufig ein Erholungspotenzial vor, allerdings lässt sich der notwendige Zeitraum v. a. bei entzündlichen Myokardveränderungen nur schwer abschätzen. Lediglich für die Riesenzellmyokarditis ist ein nahezu fehlendes Erholungspotenzial bekannt.

7.2   Operationsindikation

Die Implantation eines Kreislaufunterstützungssystems kann notfallmäßig oder dringlich bei der Entwicklung eines Schockzustands, aber auch elektiv bei rezidivierenden oder drohenden Low-output-Situationen erfolgen. Allgemein anerkannte spezifische Indikationskriterien werden kaum kommuniziert, obwohl die ESC-Leitlinien eine generelle Indikation zur mechanischen Kreislaufunterstützung bei Patienten mit schweren Herzinsuffizienzsymptomen > 2 Monate und mehr als einem der folgenden Parameter sehen:

- ein Herzindex < 2,0 l/min/m^2
- eine linksventrikulären Ejektionsfraktion (EF) < 25 %,
- eine VO$_2$max < 12 ml/min/kg
- eine Inotropieabhängigkeit
- mindestens drei Krankenhausaufenthalte innerhalb eines Jahres (McMurray et al. 2012).

Weitere hämodynamische Parameter bei einem linksventrikulären oder biventrikulären myokardialen Pumpversagen sind

- ein arterieller Druck < 80–90 mmHg
- ein pulmonaler Verschlussdruck > 20 mmHg
- ein ZVD > 20 mmHg
- eine Oligurie < 20 ml/h.

Beim isolierten Rechtsherzversagen ist eine Kreislaufunterstützung ab einem ZVD von etwa 20 mmHg bei gleichzeitig niedrigem linksatrialem Druck (< 10 mmHg) indiziert. Führend bei der Indikationsstellung ist aber immer das klinische Bild des Patienten, wobei eine »relativ elektive« Implantation aufgrund des deutlich niedrigeren Risikos (Intermacs-Profil 3 und 4) bevorzugt wird. (◘ Tab. 7.1).

Kontrovers diskutiert wird die Frage, wann ein biventrikuläres System implantiert werden muss und wann eine linksventrikuläre Unterstützung ausreichend ist. Vermutlich genügt in weit mehr als 90 % der Fälle eine ausschließlich linksventrikuläre Unterstützung, da die rechtsventrikuläre Dysfunktion zumeist Folge einer erhöhten Nachlast, d. h. einer pulmonalen Stauung, ist und selbst ein vollständiger Ausfall der rechtsventrikulären Pumpfunktion von manchen Patienten im Sinne einer Fontan-Zirkulation, z. B. bei nicht behandelbarem Kammerflimmern nach LVAD-Implantation, toleriert werden kann. Gesicherte Prädiktoren, die bei elektiven und dringlichen Implantationen anzeigen, dass ein LVAD aufgrund eines wahrscheinlichen Rechtsherzversagens ein hohes Risiko darstellt und ein Biventrikulärer Assist Device (BiVAD) die bessere Lösung ist, gibt es bislang nicht. Zumeist weisen die in verschiedensten Studien erhobenen Parameter neben der verminderten Rechtsherzfunktion auf erhöhte Nieren- und Leberwerte bzw. eine höhere Komorbidität hin. Nur beim schweren glo-

□ **Tab. 7.1** Intermacs[a]-Profile der terminalen Herzinsuffizienz

Profil	Klinik	VAD-Implantation innerhalb
1	Kardiogener Schock	Stunden
2	Kontinuierliche Verschlechterung	Weniger Tage
3	Stabil aber Inotropie-abhängig	Wochen bis Monate
4	Ruhesymptomatik	Wochen bis Monate
5	Belastungsintoleranz	abhängig von Organfunktionen, Ernährung und Mobilität
6	Begrenzte Belastbarkeit	abhängig von Organfunktionen, Ernährung und Mobilität
7	Fortgeschrittenes NYHA III-Stadium	Keine

[a] Interagency Registry for Mechanically Assisted Circulatory Support

balen Herzversagen mit prolongiertem Schock und sekundärem Endorganversagen ist die biventrikuläre Unterstützung für die initiale Stabilisierung der Patienten sicher überlegen. Da BiVADs langfristig jedoch mit höheren Komplikationsraten behaftet sind, kann in geeigneten Fällen eine temporäre Rechtsherzunterstützung das optimale Verfahren darstellen.

Neben den Indikationskriterien sind die Kontraindikationen von besonderer Bedeutung. Sie hängen wiederum vom Behandlungsziel (»intention-to-treat«) ab. Bei einer Überbrückung bis zu einer Transplantation (»bridge-to-transplantation«) müssen zusätzlich die Transplantationskriterien erfüllt sein, wobei eine moderate bis schwere pulmonale Hypertonie keine absolute Kontraindikation ist, da unter LVAD-Therapie der pulmonalarterielle Druck in der Regel abnimmt. Allerdings ist eine LVAD-Implantation bei Patienten mit einem primär zu hohen pulmonalvaskulären Widerstand als Therapiemaßnahme vor der Herztransplantation bislang nicht etabliert. Bei angestrebter Entwöhnung vom Unterstützungssystem (»bridge-to-recovery«) oder permanenter Unterstützung (»destination therapy«) müssen die Patienten keine Transplantationskandidaten sein. Bei kurzfristiger Unterstützung bis zur Implantation eines Langzeitsystems (»bridge-to-bridge«) gilt das zuvor genannte entsprechend.

Absolute Kontraindikationen für eine mechanische Kreislaufunterstützung bestehen bei Krankheiten, die ein erhöhtes Blutungsrisiko (z. B. Ulkus, Gerinnungsstörungen) oder ein erhöhtes zerebrales, peripheres oder intestinales Ischämierisiko (z. B. Carotisstenose, schwere arterielle Verschlusskrankheit (AVK)) bedingen, sowie bei florider Infektion, abgesehen von einer Myokarditis und einer Endokarditis. Eine signifikante Mitralklappenstenose und eine höhergradige Trikuspidalklappeninsuffizienz können zu einer Beeinträchtigung der Pumpenfüllung (»low output«) führen, wogegen eine Aortenklappeninsuffizienz ein Überfluten der Pumpe (»high output«) zur Folge hat. Diese Klappenfehler müssen im Rahmen einer LVAD-Implantation korrigiert werden. Bei einer BiVAD-Implantation ist eine Trikuspidalklappeninsuffizienz belanglos. Eine Mitralklappeninsuffizienz und eine Aortenklappenstenose (ohne bedeutsame Insuffizienzkomponente) sind dagegen bei beiden Implantationen meistens irrelevant. Mechanische Prothesen in Aortenposition müssen vor LVAD-Implantation gegen eine Bioprothese ausgetauscht werden, da die Aortenklappe nach LVAD-Implantation häufig anhaltend geschlossen ist und mechanischen Prothesen dann eine Klappenthrombose droht. Das Alter per se ist keine Kontraindikation, jedoch steigt das Risiko ab dem 50. Lebensjahr deutlich an. Dennoch sind erfolgreiche LVAD-Implantationen bei über 80-jährigen Patienten erfolgt. Zudem muss beim alten Patienten das psychosoziale Umfeld intakt sein, d. h. er muss jederzeit die notwendige Hilfe für die Bedienung des Unterstützungssystems erhalten.

Relative Kontraindikationen bestehen in erster Linie hinsichtlich der verschiedenen Unterstützungssysteme, da sie unterschiedliche Implantationsvoraussetzungen, Leistungs- und Komplikationsspektren aufweisen. Bei einem Mehrorganversagen, beispielsweise bei einem akuten Nierenversagen, einer Beatmungspflichtigkeit oder einem Leberversagen werden hohe Pumpflüsse und nicht selten auch eine zusätzliche (temporäre) Rechtsherzunterstützung benötigt, wogegen bei elektiven Implantationen im Rahmen einer »Destination Therapy« geringere Pumpflüsse und bisweilen sogar eine nur partielle Unterstützung ausreichend sind.

Problematisch sind thrombogene Gerinnungsstörungen, wobei vor allem der Protein C- und der Protein S-Mangel, die Faktor V-Leiden-Mutation und das Antiphospholipid-Syndrom eine Rolle spielen; sie erfordern eine intensive Antikoagulation. Reoperationen, Aortenverkalkungen, bestehende und korrigierte angeborene Vitien sowie kleine muskelkräftige Ventrikel (z. B. restriktive Kardiomyopathie) können eine VAD-Implantation schwierig gestalten.

7.3 Unterstützungssysteme

Heutzutage sind infolge des technologischen Fortschritts zahlreiche mechanische Kreislaufunterstützungssysteme verfügbar, deren Einsatzmöglichkeiten sich in weiten Bereichen nur wenig unterscheiden. Für die Standardindikationen sind sie in etwa gleich effektiv. In Notfallsituationen kann bei einzelnen Systemen auch eine »außergewöhnliche Anwendung« erfolgen, insbesondere zur Rechtsherzunterstützung oder zum kompletten Herzersatz. Die hohen Kosten der Unterstützungssysteme sind mittlerweile über Zusatzentgelte im DRG-System ausreichend abgebildet.

7.3.1 Intraortale Ballonpumpe (IABP)

Das einfachste Unterstützungssystem ist die intraaortale Ballonpumpe (IABP), die in Deutschland pro Jahr annähernd 2500-mal implantiert wird. Sie besteht aus einem Katheter, an dessen Ende ein Ballon (2,5–50 cm^3) befestigt ist, der transfemoral (in Seldinger-Technik oder über eine End-zu-Seit anastomosierte Dacronprothese) oder transaortal in die thorakale Aorta descendens (evtl. über eine Dacronprothese) eingelegt wird. Durch Aufblasen des Ballons in der Diastole wird die Koronarperfusion verbessert, die systolische Deflation führt zu einer Nachlastsenkung. Mit Hilfe einer femoral eingebrachten IABP kann der Kreislauf eines Patienten auf einfache und kostengünstige Weise für einige Tage bis zu wenigen Wochen unterstützt werden. Problematisch sind eine schwere periphere arterielle Verschlusskrankheit, ein Bauchaortenaneurysma mit Thromben und eine höhergradige Aortenklappeninsuffizienz. Die Hauptindikation ist die konservative Hochrisikochirurgie, bei der die IABP-Anlage auch prophylaktisch erfolgen kann. Die meisten Patienten werden nach 3–5 Tagen schrittweise durch Reduktion des Augmentationsintervalls (1:1→1:2→1:3) entwöhnt.

7.3.2 Ventrikuläre Unterstützungssysteme (VAD)

Als eigentliche ventrikuläre Unterstützungssysteme (VAD) bezeichnet man Verdrängerpumpen, Kreiselpumpen und Impellerturbinen, die den Kammern des Herzens parallel (partielle Unterstützung mit sich öffnender Aortenklappe) und/oder in Serie (vollständige Entlastung mit geschlossener Aortenklappe) geschaltet werden. Die mechanischen Pumpkammern existieren für die linke und die rechte Herzkammer, als extrakorporale und linksseitig auch als (teil-) implantierbare Systeme. Die Pumpen verfügen entweder über einen pneumatischen oder einen elektrischen Antrieb.

■ **Kurzzeitunterstützung**

Im einfachsten Fall wird eine extrakorporale Membranoxygenierung (veno-arterielle ECMO)/Life-support-System (ECLS) verwendet, die einer mobilen kleinen Herz-Lungen-Maschine entspricht und zumeist eine Kreiselpumpe beinhaltet (◘ Abb. 7.1). In der Minimalversion besteht die ECMO nur aus einer Pumpe und einem Oxigenator, wobei wie beim Cardiohelp-System (Maquet, Rastatt) eine umfangreiche Sensorik und Steuereinheit integriert sein kann. Die Implantation kann elektiv, notfallmäßig und bei laufender Reanimation erfolgen. Die ECMO-Systeme führten früher zu einem relativ starken Trauma an den Blutbestandteilen mit konsekutiver Blutungsgefahr und sekundärer Organschädigung. Heutzutage ist eine Anwendung über Wochen und Monate möglich (wenn auch schwierig). Die Kanülierung wird bevorzugt peripher (A./V. femoralis, A. subclavia) und perkutan in Seldinger-Technik durchgeführt. Im Rahmen eines Postkardiotomieversagens ist eine zentrale offene Kanüleneinlage über Aorta

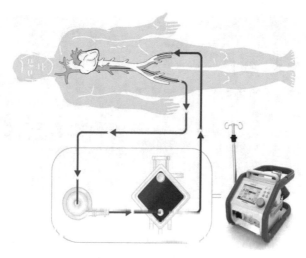

■ **Abb. 7.1** Schema einer bifermoralen veno-arteriellen ECMO-Unterstützung (Mit freundl. Genehmigung der Firma Maquet)

und rechten Vorhof einfacher, wobei diese meist nur etwa 48–72 h lang belassen wird. Bei jeder ECMO ist es vorteilhaft, heparinbeschichtete Systeme zu verwenden, um das Blutungsrisiko zu senken.

Mit einer arteriellen Kanüle von 15–19 Fr und einer venösen Kanüle von 17–23 Fr können Flussraten von 3,0–4,5 l/min erzeugt werden. Bei allen ECMO-Systemen ist eine ausreichende Nachlastsenkung wichtig, da der linke Ventrikel ansonsten nicht auswerfen kann und eine intracavitäre Thrombenbildung und ein Lungenödem drohen. Wirft der linke Ventrikel nicht aus und balloniert, hilft die Einlage eines sog. Linksvents in den linken Vorhof oder Ventrikel. Eine Extubation am System ist möglich, eine Mobilisierung der Patienten kann nur sehr begrenzt erfolgen.

Alternativ zur veno-arteriellen ECMO können Zentrifugal- (Rotaflow, Maquet, Rastatt; CentriMag, Levitronix, Zürich) oder Diagonalpumpen (Deltastream, Medos, Stolberg) auch ohne Oxigenator zur rein ventrikulären Unterstützung verwendet werden. Je nach Bedarf ist eine ausschließlich linksventrikuläre Unterstützung durch Kanülierung von linker Herzspitze (oder linkem Vorhof) und Aorta oder eine biventrikuläre Unterstützung mit zwei Pumpen durch eine zusätzliche Kanülierung von rechtem Vorhof und Pulmonalarterie möglich. Bei schwerer pulmonaler Kompromittierung können Oxigenatoren nachträglich in einen oder beide Kreisläufe integriert werden.

Eine weitere Alternative bieten transvaskuläre Systeme. Die Impella-Pumpen (Impella 2.5 und 5.0, Abiomed, Danvers, MA) werden über eine Femoralarterie und über die Aortenklappe in den linken Ventrikel vorgeschoben und können bis zu 5 l/min

⬛ Tab. 7.2 Kurzzeitunterstützungssysteme

Name	Typ	Antrieb	Oxigenator	Anmerkungen
Zentrale v-a-ECMO	RA → Aorta	Elektrisch	Stets integriert	Nur für wenige Tage sinnvoll
Rotaflow	LA/LV →		Nachträgliche Integration möglich	Auch längerfristige Unterstützung möglich
CentriMag	A. fem./A. subcl./ Aorta (LVAD) u/o			
Deltastream 3	V. fem./V. subcl./ V. jugularis → A. pulmonalis (RVAD)			
TandemHeart	LA → A. femoralis (LVAD)			Nur für wenige Tage sinnvoll
Impella	LV → Aorta (LVAD)		Integration nicht möglich	

leisten. Sie sind von der FDA aber nur für 6 Stunden zugelassen und erlauben keine Mobilisation der Patienten, ebenso wie das Tandem Heart System (Cardiac Assist, Pittsburgh, PA), dessen Drainagekanüle über eine Femoralvene und das interatriale Septum im linken Vorhof platziert wird (⬛ Tab. 7.2).

- **Mittelfristige Unterstützung**

Die Systeme Thoratec PVAD (Pleasanton, CA) (Farrar et al. 1988), Berlin Heart Excor (Berlin Heart, Berlin) (Hetzer et al. 1992) und Abiomed (Abiomed, Danvers, MA) (Rakhorst et al. 1994) verfügen über externe, d. h. auf der Bauchwand liegende, pneumatisch betriebene Pumpkammern mit einem Polyurethangehäuse und können sowohl das linke als auch das rechte Herz unterstützen. Beim Berlin Heart sind verschieden große Pumpkammern erhältlich, sodass Patienten jeden Alters, also auch Säuglinge und Übergewichtige, mechanisch unterstützt werden können. Die zu- und abführenden Kanülen penetrieren die Thoraxwand. Sie sind für eine längerfristige Therapie geeignet und erlauben eine Mobilisierung der Patienten. Aufgrund der mittlerweile verfügbaren kleinen transportierbaren Steuerkonsolen ist eine ambulante Betreuung der Patienten möglich. Eine Langzeitunterstützung ist jedoch problematisch, da die extern liegenden Conduits gegen Infektionen wenig geschützt und die Pumpkammern psychisch belastend sind. Die Implantation der pneumatischen Pumpkammern unter die Bauchwand beim Thoratec IVAD hat sich nicht als vorteilhafter erwiesen (⬛ Tab. 7.3).

⊡ Tab. 7.3 Mittelfristige Unterstützungssysteme

Name	Typ	Pumpen-lokalisa-tion	An-trieb	Pulsa-tilität	Kammer-volumen	Klappen	Anmer-kungen
Berlin-Heart Excor	LVAD/ RVAD/ BiVAD	Extern	Pneu-ma-tisch	Ja	80/60// 50/30/ 25/10 ml	BS[a]-KS[b] 21/ Poly-urethan	Auch für Kinder
Thora-tec PVAD	LVAD/ RVAD/ BiVAD	Extern	Pneu-ma-tisch	Ja	65 ml	BS-KS	
Abio-med AB5000	LVAD/ RVAD/ BiVAD	Extern	Pneu-ma-tisch	Ja	95 ml	Polyure-than	

[a] Björk-Shiley-Prothese
[b] Kippscheibenprothese

Der große Vorteil der pneumatischen Systeme liegt in ihrer variablen Anwend-barkeit. Sie sind derzeit die einzigen Unterstützungssysteme, welche außer für die Links-herz- auch für die längerfristige Rechtsherzunterstützung zugelassen sind. An ihre Kanülen kann zunächst eine Kreiselpumpe als Bridge-to-decision angeschlossen wer-den, wenn bei mutmaßlich schlechter Prognose keine Ressourcen verschwendet werden sollen. Die Pumpkammer wird dann später nach hämodynamischer Stabilisierung und Besserung der Prognose angeschlossen. Darüber hinaus können die Kanülen nach Kar-diektomie zur Konstruktion eines funktionellen kompletten Herzersatzes verwendet werden.

- **Langzeitunterstützung**

Implantierbare Pumpkammern, Impellerturbinen und kleine Zentrifugalpumpen zur Langzeitunterstützung sind nur für die linke Herzkammer entwickelt bzw. klinisch ver-fügbar. Die Geräte der ersten Generation (Novacor, HeartMate I) arbeiteten alle als Verdrängerpumpen und waren sehr groß und daher nur für Patienten mit einer Kör-peroberfläche > 1,5 m^2 geeignet (Frazier et al. 1992; Portner et al. 1985). Durch ihr großes Volumen, ihr Gewicht und ihre Geräuschkulisse sind sie heutzutage obsolet. Sie wurden innerhalb der letzten zehn Jahre vollständig durch die wesentlich kleineren Impeller- und Zentrifugalpumpen ersetzt. Die größte Verbreitung fanden das HeartWare- (Wood et al. 2008), das HeartMate II- (Frazier et al. 2004) und das Incor- (Schmid et al.

◘ **Tab. 7.4** Langzeitunterstützungssysteme

Name	Typ	An-trieb	Kammer-volumen	Pumpen-kopflager	Klap-pen	Anmer-kungen
HeartAssist5 (De Bakey)	LVAD	Elek-trisch	Impeller (7500–12500/min)	Mecha-nisch	Ø	Integrierte Ultraschall-flussmes-sung Gewicht 92 g
HeartMate II	LVAD	Elek-trisch	Impeller (8000–15000/min	Mecha-nisch	Ø	Niedrige Antikoagula-tion
HeartWare	LVAD	Elek-trisch	Zentrifugal-pumpe (2400–3200/min)	Hydro-mag-netisch	Ø	RVAD-Ein-satzmöglich-keit wurde klinisch gezeigt, ist aber noch experimen-tell
Incor	LVAD	Elek-trisch	Impeller (6000–10000/min)	Magne-tisch	Ø	Silikon-kanülen mit Schnapp-verbinder, Intelligente Regelung
Jarvik 2000	LVAD	Elek-trisch	Impeller (8000–12000/min)	Mecha-nisch	Ø	Gewicht 90 g

2005), das De Bakey (1999) und das Jarvik 2000-System (Westaby 2000). Die Einfluss-kanülen werden bei diesen Systemen in der linken Herzspitze platziert, die Ausfluss-conduits mit der Aorta ascendens anastomosiert. Die Pumpkammer liegt im oder vor dem Perikard. Das Jarvik 2000 und das Heartware können auch über eine laterale Tho-rakotomie mit einer Anastomosierung der Ausflussprothese an die Aorta descendens implantiert werden. Bei all diesen Systemen wird ein Steuerkabel getunnelt (links oder rechts) meist unterhalb des Rippenbogens, selten interkostal, nach außen geleitet und mit einer Steuerkonsole verbunden. Der große Vorteil der (teil-) implantierbaren Langzeitsysteme liegt darin, dass kleine transportierbare Steuereinheiten und wieder aufladbare Batterien, die eine freie Bewegung der Patienten für mehrere Stunden bis hin zur ambulanten Betreuung und beruflichen Reintegration ermöglichen, verfügbar sind.

Das einzige vollimplantierbare Linksherzunterstützungssystem, das LionHeart, ist nicht mehr verfügbar. Es war als »destination therapy« gedacht. Neben der Pumpkammer wurden die Steuereinheit, eine Compliance-Kammer, ein Port und eine kleine Batterie implantiert, sodass kein Kabel den Patienten verließ und die Batterie transkutan aufgeladen werden konnte. Nachteilig war die große Menge an Fremdmaterial, die ein hohes Infektionsrisiko darstellte. Eine Übersicht über die in Deutschland derzeit gängigen mechanische Unterstützungssysteme gibt ◘ Tab. 7.4.

7.4 Operationsverfahren

Die meisten intra- und extrakorporalen Systeme werden über eine mediane Sternotomie und mit Hilfe der extrakorporalen Zirkulation eingesetzt. Die Operationstechniken dafür sind nicht standardisiert, aber über viele Institutionen hinweg ähnlich.

7.4.1 Intrakorporale Systeme über mediane Sternotomie

Bei den heutzutage verwendeten implantierbaren Systemen handelt es sich nahezu ausschließlich um elektrisch betriebene Linksherzunterstützungssysteme (LVADs). Eine Ausnahme bildet das pneumatisch gesteuerte Thoratec IVAD, das Pumpkammern für eine bilaterale Unterstützung besitzt, welche in die Bauchdecke implantiert werden. Da die elektrischen Pumpsysteme wesentlich kleiner als die Systeme der 1. Generation (Novavor, HeartMate I) sind, können sie im Perikard vor oder über dem Herzen platziert werden. Große Aggregattaschen in der hinteren Rektusscheide sind nicht mehr notwendig. Häufig muss lediglich das Perikard inzidiert werden.

Die Implantation der Pumpkammer(n) wird bevorzugt am schlagenden Herzen durchgeführt, da ein kardioplegischer Herzstillstand das kranke Myokard noch weiter schädigt. Gerade bei den am häufigsten eingesetzten Linksherzsystemen ist man aber auf eine ausreichende Funktion der rechten Herzkammer angewiesen. Die Verwendung der extrakorporalen Zirkulation hat sich dabei als sehr hilfreich erwiesen, da die kranken Herzen die chirurgischen Manipulationen manchmal nur schlecht tolerieren. Darüber hinaus kann der linke Ventrikel inspiziert und intrakavitäre Thromben können ausgeräumt werden. Lediglich bei Begleiteingriffen wie z. B. einem Aortenklappenersatz ist ein kardioplegischer Herzstillstand notwendig. Ist bei einer höhergradigen Trikuspidalklappeninsuffizienz eine Anuloplastie notwendig, ist dies am flimmernden Herzen zumeist gut möglich.

Normalerweise erfolgen zunächst eine Vollheparinisierung und ein herkömmlicher Anschluss an die Herz-Lungen-Maschine, wobei lediglich aortal weiter im Aortenbogen kanüliert wird, um später genügend Platz für die Anastomose des Ausflussconduits bzw. der Ausflussprothese zu haben. Bei zusätzlicher Trikuspidalklappenrekonstruktion ist eine venöse Doppelkanülierung notwendig. Die Einlage eines Linksvents vermindert die Füllung des linken Ventrikels. Das leer schlagende Herz kann dann nach Belieben luxiert werden, um die Implantation der Kanülen bzw. Conduits zu erleichtern.

Bei den implantierbaren Systemen wird zunächst der obere Perikardrand linksseitig parallel zum Diaphragma bis zur Herzspitze inzidiert, um ausreichend Platz für das Pumpaggregat zu schaffen. Nachdem dieses gegeben ist, wird die Herzspitze durch Hinterlegen einiger Bauchtücher angehoben und die Einflusskanüle am Herzen fixiert. Linksseitig hat sich gezeigt, dass die Einflusskanüle besser an der Herzspitze als am linken Vorhof eingebracht werden sollte. Das Ausstanzen eines runden Loches hierzu kann vorweg oder nach Vorlage der Fixationsnähte erfolgen. Die Apexkanüle kann mit 10–12 monofilen oder geflochtenen Fäden, die filzarmiert oder über einen Gore-Tex-Streifen als Widerlager gestochen werden, oder mit einer fortlaufenden Naht implantiert werden. Je nach System muss zunächst ein Aufnahmering für die Einflusskanüle fixiert werden. Im Vorhofbereich sind filzarmierte Einzelnähte (evtl. mit Tabaksbeutelnaht) am besten. Bedeutsam ist stets, dass der Einfluss in die Kanüle nicht durch eine schlechte Lage behindert wird. Nachfolgend werden das Einflussconduit und auch das noch nicht anastomosierte Ausflussconduit an der Pumpkammer angeschlossen (sofern bauartbedingt notwendig) und ventral der Herzspitze ins Perikard gelegt. Im zweiten Schritt wird das Ausflussconduit soweit gekürzt, dass es in einem Bogen ohne zu knicken zur Aorta ascendens reicht. Die Anastomose dort kann überwendlich oder mit filzarmierten Einzelnähten durchgeführt werden. Vor Ingangsetzen des Unterstützungssystems wird das Steuerkabel zumeist im rechten unteren Quadranten des Abdomens getunnelt ausgeleitet und mit der Steuereinheit verbunden. Nach sorgfältiger Entlüftung des Herzens und Kalibrierung des Steuergeräts wird das System mit geringer Leistung gestartet. Zeigt sich eine einwandfreie Funktion, kann die LVAD-Funktion gesteigert und die Herz-Lungen-Maschine schrittweise abgestellt werden.

Um die Adhäsionsbildung zu mindern und somit eine spätere Reoperation (z. B. bei einer Herztransplantation) zu erleichtern, kann die Herzspitze mit einem Gore-Tex-Blatt (z. B. 1 mm stark) ummantelt werden. Mancherorts wird auch ein Einnähen eines dünnen Gore-Tex-Blattes (0,1 mm) als Perikardersatz favorisiert. (◘ Abb. 7.2).

7.4.2　Intrakorporale Systeme über laterale Thorakotomie

Das einzige LVAD-System, welches standardmäßig über eine laterale Thorakotomie implantiert wird, ist das Jarvik 2000. Über eine linkslaterale Thorakotomie im 5. Interkostalraum wird die Pumpe, die kein eigentliches Einflussconduit besitzt, analog den

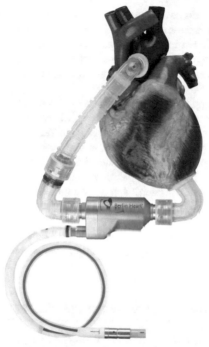

Abb. 7.2 Implantationsschema des Incor-LVADs (Mit freundl. Genehmigung der Firma Berlin Heart)

anderen Systemen direkt in der Herzspitze verankert. Das Ausflussconduit wird möglichst weit kranial mit der Aorta descendens verbunden. Hierzu wird die Aorta descendens freipräpariert und mit einer Satinsky-Klemme partiell ausgeklemmt. Ein Abklemmen der Aorta sollte aufgrund eines Paraplegierisikos vermieden werden. Die Ausflussprothese wird rechtwinkelig mit einer fortlaufenden Naht anastomosiert. Bei Verwendung der Herz-Lungen-Maschine ist hierfür kein Doppellumentubus notwendig, die gesamte Lunge wird kurzzeitig von der Beatmung diskonnektiert. Das Steuerkabel kann abdominell oder hinter dem linken Ohr über einen speziellen Konnektor ausgeleitet werden.

In analoger Weise können auch andere LVAD-Systeme von lateral implantiert werden. Hierdurch wird eine Resternotomie bei voroperierten Patienten vermieden und das Risiko zerebraler Embolien minimiert. Allerdings kann der Fluss in der Aorta ascendens bei sich nicht mehr öffnender Aortenklappe nahezu sistieren und zu einer Thrombenbildung führen.

Eine technische Variante ist die sog. minimalinvasive LVAD-Implantation, die mit dem HeartWare-System neuerdings zum Einsatz kommt. Über eine kleine linksseitige anterolaterale Thorakotomie wird zunächst das Pumpaggregat am schlagenden Herzen (mit oder ohne femorale HLM) implantiert. Das Ausflussconduit wird getunnelt nach kranial geschoben und über eine obere Ministernotomie mit der Aorta ascendens anastomosiert.

Eine völlig neue Implantationstechnik ist für die Implantation des Circulite-Systems notwendig. Zunächst wird die rechtsseitige A. subclavia über einen 4 cm langen subklavikulären Schnitt dargestellt und eine subkutane Tasche wie für eine Herzschrittmacherimplantation geschaffen. Hiernach erfolgt eine 8–10 cm lange rechtsseitige Thorakotomie im 4.–5. Interkostalraum, über die am linken Vorhof zwischen den Lungenvenenmündungen über zwei Tabaksbeutelnähte die Einlasskanüle in Seldinger-Technik eingebracht wird. Über den 2. Interkostalraum wird das provisorisch verschlossene Einflussconduit nach extrathorakal zur vorbereiteten Tasche geleitet. Die kurze Ausflussprothese wird End-zu-Seit mit der A. subclavia anastomosiert. Abschließend werden beide Conduits mit dem Pumpaggregat konnektiert und das Steuerkabel getunnelt nach außen geleitet. Das Pumpaggregat liegt in der subkutanen Tasche und bleibt für Revisionen gut zugänglich.

7.4.3   Intrakorporale Systeme zur Rechtsherzunterstützung

Zur Unterstützung des rechten Herzens existieren bislang keine dafür konzipierten implantierbaren Systeme, aber zahlreiche neue Entwicklungen werden schon evaluiert. Die (zusätzliche) Implantation eines LVADs als RVAD ist bereits zahlreich dokumentiert, aber dennoch außerhalb der offiziellen Zulassung. Am besten ist wohl derzeit ein Heartware-System rechtsseitig zu verwenden, wobei der Einfüllstutzen sowohl rechtsventrikulär als auch rechtsatrial implantiert werden kann (Hetzer et al. 2010; Strueber et al. 2010). Problematisch dabei ist, dass der Stutzen zu lang ist und daher »Unterlegscheiben« über der Implantationsstelle eingesetzt werden müssen. Um eine Lungenüberflutung zu verhindern, wird die Ausflussprothese zumeist deutlich eingeengt und der rechtsseitige Fluss unter dem linksseitigen gehalten. Mit den zwei Steuerkabeln, die ein- oder beidseitig ausgeleitet werden können, bleibt die Lebensqualität trotz guter Hämodynamik erheblich eingeschränkt.

7.4.4   Parakorporale Systeme zur Links- und Rechtsherzunterstützung

Die Implantation der extra- und parakorporalen Systeme erfolgt ebenfalls am besten mit Hilfe der Herz-Lungen-Maschine und am schlagenden Herzen. Zunächst wird ein

Tunnel für die linksseitige Einflusskanüle vom apikokranialen Perikard bis unter den Rippenbogen geschaffen. Bei adipösen Patienten kann dieser größtenteils subkutan verlaufen, bei ausgezehrten Patienten ist eine subfasziale Lage zu bevorzugen, um aszendierende Infektionen besser zu verhindern. In jedem Fall sollen die Kanülen später keinen Kontakt zum knöchernen Sternum bekommen, da dies zu erheblichen Schmerzproblemen führen kann.

Nach Ausstanzen eines runden Loches an der linksventrikulären Herzspitze und Inspektion des Ventrikels wird die linksseitige Einflusskanüle über 10–12 filzarmierte Rückstichnähte analog den implantierbaren Systemen fixiert. Nach fakultativer Ummantelung der Herzspitze mit einem Gore-Tex-Blatt (1 mm) wird die entlüftete Kanüle durch den vorbereiteten Tunnel unter dem linken Rippenbogen ausgeleitet. Aufgrund der großen Sogwirkung ist es wichtig die Kanüle so zu platzieren, dass weder das Septum noch die Lateralwand angesaugt werden. Die Ausflusskanüle wird parallel und medial zur Einflusskanüle subxiphoidal in das Mediastinum eingebracht und an die Aorta ascendens anastomosiert. Nach sorgfältiger Entlüftung beider Kanülen kann die pneumatische linke Pumpkammer (oder eine Zentrifugalpumpe) konnektiert werden.

Eine zusätzliche Rechtsherzunterstützung ist auf zweierlei Art möglich, als implantierbares RVAD oder als temporäres extrakorporales System. Die Implantation einer rechtsseitigen Einflusskanüle für eine längerfristige Unterstützung ist am einfachsten über filzarmierte Einzelnähte (evtl. mit Tabaksbeutelnaht) am Vorhof möglich. Ventrikuläre Einflusskanülen sind nicht bei jedem Patienten gut zu platzieren und können bei fragiler Ventrikelwand erhebliche Blutungskomplikationen verursachen. Die Ausflusskanüle bzw. –prothese wird am Pulmonalarterienhauptstamm anastomosiert und mit der Einflusskanüle unter dem rechten Rippenbogen ausgeleitet. Hierzu müssen sich die Ausflusskanülen im Mediastinum überkreuzen. Nach Konnektierung der pneumatischen rechten Pumpkammer (oder einer Zentrifugalpumpe) kann das BiVAD-System gestartet werden.

Für eine temporäre Unterstützung des rechten Herzens wird eine lange venöse Kanüle (21–23 Fr) bevorzugt in die rechte Femoralvene eingebracht, eine 8 mm-Dacronprothese mit der Pulmonalarterie anastomosiert, subkostal ausgeleitet und von extern arteriell kanüliert (21 Fr). Beide Kanülen werden mit einer Zentrifugalpumpe verbunden und ein Fluss von etwa 2–3 l/min initiiert. Nach Beendigung der Rechtsunterstützung kann die Pulmonalisprothese in Lokalanästhesie dekanüliert, gekürzt und subkutan versenkt werden, während die femoralvenöse Kanüle einfach gezogen wird.

7.4.5 **Extrakorporale Membranoxigenation**

Die veno-arterielle ECMO (va-ECMO) ist bei Patienten mit einem myokardialen Pumpversagen indiziert, wobei gleichzeitig auch ein Lungenversagen unterstützt werden kann (Schmid et al. 2009). Prinzipiell wird eine periphere Kanülierung bevorzugt, um Blutungskomplikationen zu minimieren. Die Dränage erfolgt standardmäßig über eine lange Kanüle (55 cm, 17–23 Fr) in der (rechten) Femoralvene, alternative Zugänge sind die V. subclavia und die V. jugularis. Die arterielle Perfusion (15–19 Fr) erfolgt über eine Femoralarterie. Die Seldinger-Technik ist hierbei schonender als ein offenes Vorgehen mit Präparation der Gefäße. Bei schlechter Lungenfunktion oder peripherer arterieller Verschlusserkrankung erfolgt der Rückfluss über die rechte A. subclavia, bevorzugt über eine 8 mm-Dacron-Prothese. Allerdings ist hiermit keine vollständige Entlastung des Herzens möglich, über die ECMO fließen meist nur etwa 80 % des Blutes. Besteht zusätzlich ein schweres Lungenversagen und droht infolgedessen eine große Beimengung ungesättigten Blutes, kann das venöse Blut über eine weitere arterielle Kanüle (z. B. in der V. jugularis) mit arteriellem Blut aufoxigeniert werden. Alternativ kann eine Umkanülierung von der Femoralarterie in die A. subclavia dextra erfolgen.

Patienten mit einem Postkardiotomieversagen, die bereits an Aorta und rechtem Vorhof kanüliert sind, können auch über die bereits liegenden Kanülen, d. h. zentral, an die ECMO angeschlossen werden. Wie bei einer normalen Herz-Lungen-Maschine wird das venöse Blut aus dem rechten Vorhof entnommen und das arterialisierte Blut in die Aorta reinfundiert.

7.5   Intraoperative Probleme/Komplikationen

Hauptproblem in der Frühphase ist die Blutungskomplikation. Verantwortlich dafür sind multiple Faktoren seitens der Patienten, der Unterstützungssysteme und des operativen Eingriffs. Trotz Protamingabe und Gerinnungssubstitution kann es schwierig sein, bei Implantationen eine suffiziente Hämostase zu erzielen, insbesondere bei präoperativ starker Antikoagulation, beim frischen Herzinfarkt und bei Postkardiotomiepatienten mit langen Herz-Lungen-Maschinen-Zeiten. In manchen Fällen muss der Thorax ausgestopft und provisorisch verschlossen werden. Bei weiterhin starken Dränageverlusten können die Dränagen an ein CATS-System zur unmittelbaren Retransfusion angeschlossen werden. Eine Vollheparinisierung erfolgt erst 6–24 h nach Sistieren bedeutender Dränageverluste.

Bei Linksherzsystemen ist die Funktion des nativen rechten Herzens bedeutsam. Manifeste Rechtsherzprobleme entstehen bei etwa 5–10 % aller Patienten nach Implantation eines Linksherzunterstützungssystems und führen zu einem Low-output-Syndrom. Ursachen dafür können eine Volumenüberladung des rechten Herzens durch die gesteigerte linksseitige Auswurfleistung (»preload failure«), eine verminderte rechtsventrikuläre Pumpfunktion durch Veränderung der linksventrikulären Geometrie (Septum!) und ein erhöhter Lungengefäßwiderstand (»afterload failure«), z. B. infolge multipler Transfusionen, sein. Entwickelt sich das Rechtsherzversagen bereits bei der LVAD-Implantation, muss entschieden werden, ob ein temporäres (häufig) oder Langzeit-RVAD-System (selten) genügt bzw. erforderlich ist. Verzichtet man auf beides, kann das LVAD zunächst mit limitierter Leistung gestartet und die Leistung orientierend am ZVD allmählich gesteigert werden. Routinemäßig kann eine Nachlastsenkung durch eine Beatmung mit Stickstoffmonoxid (bis 30 ppm) und nach Extubation mittels Prostaglandininfusion (Alprostadil, Epoprostenol, Iloprost) erfolgen und bei sich manifestierenden Rechtsherzproblemen maximiert werden. Auch eine frühe Extubation entlastet den rechten Ventrikel. Bei einem ausreichenden Pumpenfluss tolerieren Patienten auch einen relativ hohen ZVD (> 20 mmHg) und können in Einzelfällen sogar an eine Fontan-Situation adaptieren. Versagen alle diese Maßnahmen in der früh postoperativen Phase, bleibt nur die nachträgliche Implantation eines zusätzlichen rechtsventrikulären Unterstützungssystems.

Liegt die linksventrikuläre Einflusskanüle nah am Septum, kann sie durch ein vorwölbendes Septum bei ausgeprägter Rechtsherzdilatation verlegt werden, woraus ein linksseitiges Low-output-Syndrom entstehen kann. Differenzialdiagnostisch sind ein Ansaugen der Einflusskanüle bei zu hoher Pumpendrehzahl (am Monitor erkennbar) und eine Tamponade auszuschließen, wobei bei LVAD-Patienten eine Tamponade in der Regel nicht mit dem typischen Anstieg des ZVD einhergeht. Das Einschwemmen eines Pulmonaliskatheters ist in solchen Situation nur bedingt hilfreich, da ein unterschiedliches Herzminutenvolumen im Vergleich zum Pumpenvolumen mehrere Ursachen haben kann:

- Bei einer Trikuspidalinsuffizienz werden falsche Messwerte gewonnen
- Bei einer Aortenklappeninsuffizienz ist der Pumpenfluss höher
- Bei einer sich öffnenden nativen Aortenklappe ist der Pumpenfluss niedriger als der mit dem Pulmonaliskatheter gemessene Fluss.
- Schließlich kann auch ein offenes Foramen ovale vorliegen. Hierbei dominieren klinisch jedoch in der Regel eine schwere Hypoxie bzw. ein Nichtansprechen auf eine hohe Sauerstoffkonzentration.

Bei unklarem Low-output muss daher stets eine transösophageale Echokardiographie erfolgen, mit der meist eine korrekte Diagnose gestellt werden kann.

Patienten mit einem Multiorganversagen infolge eines länger bestehenden kritischen Low-outputs sind häufig vasopleg und stark noradrenalinabhängig. Ein hoher Pumpfluss wird benötigt, aber vom rechten Ventrikel häufig nicht vertragen. Daher werden diese Patienten zumeist mit einem BiVAD bzw. einem LVAD und einem temporären RVAD versorgt. Alternativ kann das LVAD mit einer peripheren ECMO kombiniert werden.

Blutungskomplikationen und insbesondere Thrombembolien drohen auch im Langzeitverlauf, da man derzeit davon ausgehen muss, dass das Gerinnungssystem bei allen Patienten mehr oder weniger kompromittiert wird, und die optimalen Antikoagulationsschemata bislang noch nicht gefunden sind. Abgesehen von einer Überantikoagulation konnte ein erworbenes von-Willebrand-Syndrom als Ursache für

(vorwiegend gastrointestinale) Blutungen nachgewiesen werden. Die langen moleku-
laren vWF-Multimere nehmen aufgrund der Scherkräfte in der Pumpe ab, wodurch
die spezifische Aktivität der von-Willebrand-Faktoren sinkt. Thromben können bereits vor der VAD-Implantation im Ventrikel vorhanden sein, ansonsten bilden sie
sich nach derselben bevorzugt im Bereich des Einflussconduits. Da alle Systeme eine
strikte Marcumarisierung mit einem INR von 2,0–3,5 erfordern, bildet die orale Antikoagulation die Grundlage nahezu aller Antikoagulationsschemata. Darüber hinaus
können Hemmer der Thrombozytenadhäsion (z. B. durch Dipyridamol 150–1200 mg/
Tag) und der Thrombozytenaggregation (z. B. durch Aspirin 100–300 mg/Tag, Clopi-
dogrel 75–150 mg) appliziert werden. Es ist bekannt, dass Thrombozytenaggregationshemmer die Thrombemboliegefahr signifikant senken, jedoch sind sie nicht bei allen
Patienten ausreichend wirksam. Eine Aspirinresistenz wird relativ häufig beobachtet
(5–45 %), eine Clopidogrelresistenz ist seltener – beides ist insbesondere bei thrombo-
genen Gerinnungsstörungen problematisch.

Ein weiteres Hauptproblem im Langzeitverlauf ist die Infektionsgefahr. Alle mechanischen Langzeitunterstützungssysteme führen vermutlich mehr oder weniger zu
einem T-Zell-Defekt, d. h. einer immunsuppressiven infektionsbegünstigenden im-
munologischen Situation. Je mehr Kunststoff implantiert wurde, umso größer ist die
Gefahr einer bakteriellen Kontamination des Unterstützungssystems, einer Device-
Endokarditis und einer Sepsis. Infektionen im Bereich der Kabelaustrittstelle sind
zumeist Folge einer zu starken Bewegung des Steuerkabels. Entsprechendes gilt für die
Conduits der parakorporalen Systeme. Die Infektionen sind durch eine lokale und
systemische Therapie in der Regel beherrschbar, eine Spaltung des infizierten Weich-
teilkanals, ggf. mit Vacuum Assisted Closure-Therapy (VAC-Therapie), oder eine chirurgische Verlagerung des Kabels ist nur selten notwendig. Systemische Infektionen
sind am häufigsten durch Staphylococcus epidermidis und Staphylococcus aureus
bedingt und erfordern eine aggressive Antibiotikatherapie. Im Extremfall müssen eine
fortwährende i.v. Antibiose, ein Pumpenwechsel oder eine dringliche Herztransplantation erfolgen.

Rhythmusstörungen können erhebliche Probleme bereiten. Durch (neu aufgetretenes) Vorhofflimmern kann sich die Funktion des rechten Herzens kritisch verschlechtern und eine umgehende elektrische Kardioversion bzw. eine Antiarrhythmikatherapie
notwendig werden. Rezidivierendes Kammerflimmern wird von manchen Patienten
im Sinne einer Fontan-Zirkulation toleriert, häufiger muss jedoch ein ICD-System
implantiert werden.

Fehlfunktionen der Unterstützungssysteme sind selten (< 1 %). Ausfälle der Steu-
erungseinheiten haben deutlich abgenommen, und Arrosionen des Ausflussconduits
treten nicht mehr auf. Große Gerinnsel können bei inadäquater Antikoagulation jedoch
stets zu temporären oder permanenten Pumpenstopps führen, die eine unmittelbare
medikamentöse (Azetylsalizylsäure, rtPA-Lyse) oder chirurgische (Pumpenwechsel)
Intervention erforderlich machen. Ein gravierendes Problem stellen Lazerationen des

Steuerkabels dar, die meist ebenfalls eines notfallmäßigen Austauschs des Pumpsystems bedürfen.

7.6 Ergebnisse

Für die veno-arterielle ECMO sind sie sehr ungünstig, nur etwa jeder dritte Patient überlebt neben dem Herzversagen auch die damit assoziierten Organkomplikationen, zu denen Infektionen (etwa 50 %), eine dialysepflichtige Niereninsuffizienz (etwa 40 %), neurologische Komplikationen (insgesamt etwa 30 %, Apoplex etwa 6 %, intrakranielle Blutung etwa 3 %) und Komplikationen an einer unteren Extremität (Beinischämie 20 %, Fasziotomie 4 %, Amputation 2 %) zählen. Eine Langzeitunterstützung ist möglich, erfordert aber eine ständige Intensivüberwachung und ist sehr komplikationsträchtig.

Die Ergebnisse bei den Langzeitsystemen werden in erster Linie durch die Patientenselektion bestimmt. Eine frühzeitige »elektive« Implantation eines Unterstützungssystems ist mit einer wesentlich geringeren Komplikationsrate als eine dringliche oder notfallmäßige Implantation assoziiert. Aufgrund der heterogenen Bedingungen bzw. Patientengruppen wurden sehr unterschiedliche Komplikationsraten berichtet. Eine chirurgisch relevante Blutung trat bei den Systemen der ersten Generation in 10–50 % der Fälle auf, Thrombembolien (überwiegend zerebral!) bei 5 bis > 40 %, systemische oder lokale Infektionen bei 30–50 % der Patienten. Letztendlich erlitt etwa jeder zweite Patient eine bedeutsame Komplikation. Bei den aktuellen LVAD-Systemen liegen die Komplikationsraten wesentlich niedriger, insbesondere perioperative Blutungen sind kaum noch ein Problem. Bei elektiver Indikationsstellung werden 1-Jahresüberlebensraten von 75–85 % erreicht. Allerdings stellen Thrombembolien, Blutungen und aszendierende (Steuerkabel-) Infektionen immer noch ein erhebliches Risiko im Langzeitverlauf dar. Innerhalb von drei Monaten erleiden 50 % der Patienten eine Komplikation, binnen eines Jahres sind es 70 %. Bei beidseitiger Unterstützung (BiVAD) liegen die Überlebensraten um 20 % niedriger, über eine Unterstützungsdauer von zwei Jahren wird nur selten berichtet. Das Infektionsrisiko ist hierbei besonders hoch. Ein kompletter Kunstherzersatz scheint für eine Dauertherapie noch nicht sinnvoll.

Patienten mit einem implantierbaren Unterstützungssystem können nach ausreichender Rekonvaleszenz nach Hause entlassen und ambulant betreut werden, sofern sie mit der Bedienung des Systems, d. h. dem Ankoppeln des Heimmonitors und den Batteriewechseln, zurechtkommen und für Notfallsituationen trainiert worden sind. Dies ist in über 90 % der Fälle möglich. Gerinnungskontrollen können durch den Patienten selbst oder durch den Hausarzt erfolgen. Werden die Patienten in regelmäßigen Abständen einer hämodynamischen Untersuchung unterzogen, d. h. wird geprüft, wie gut oder schlecht die Funktion des eigenen Herzens ist, kann das System optimal eingestellt und abgeschätzt werden, wie hoch die Gefährdung des Patienten bei einem Ausfall des Unterstützungssystems ist.

Erhöhte PRA- (»panel reactive antibodies«) Werte können die Transplantation erschweren oder verzögern. Sie resultieren vermutlich überwiegend aus der Bildung von Anti-HLA-Antikörpern vom IgG-und/oder IgM-Typ infolge einer Transfusion von Blutprodukten; aber auch andere Ursachen werden diskutiert. Die genaue Inzidenz ist nicht bekannt, sie liegt vermutlich zwischen 20 und 60 %. Die Antikörperbildung ist 3–6 Wochen nach der Implantation am höchsten ausgeprägt und klingt dann nicht selten spontan innerhalb von Wochen bis Monaten wieder ab. Die Bedeutung der erhöhten PRA-Werte als Risikofaktor für eine humorale Abstoßung bei einer nachfolgenden Transplantation ist noch unklar, jedoch wird überwiegend eine Intervention zur Senkung der PRA-Werte favorisiert, wobei Plasmapheresen, Immunadsorption, Immunglobulingabe und zytolytische Therapien mit Cyclophosphamid oder Methotrexat durchgeführt werden.

Ein Entwöhnen von der mechanischen Kreislaufunterstützung wird immer wieder angestrebt, gelingt aber dauerhaft vermutlich nur in etwa 5 % der Fälle. Eine erfolgreiche Explantation des Unterstützungssystems setzt voraus, dass sich die Pumpfunktion des Herzens ausreichend erholt (EF > 45– 50 %). Dies kann durch eine gute Entlastung des Herzens und ein Fortführen der Insuffizienzmedikation erreicht werden und sollte durch ausführliche Funktionsuntersuchungen des Herzens einschließlich Belastungstests bestätigt werden. Hierzu kann das LVAD kurzzeitig auf Minimalleistung gestellt oder abgeschaltet werden und anschließend eine ergometrische Belastung oder ein Dobutaminstressecho erfolgen. Die bisherige Erfahrung hat gezeigt, dass der Erfolg sehr vom Alter und der Insuffizienzdauer abhängt, wobei junge Patienten mit kurzer Anamnese die besten Resultate aufweisen. Während die Langzeitergebnisse bei Patienten mit einer akuten Myokarditis oder einem akuten Myokardinfarkt gut sind, entwickeln Patienten mit einer dilatativen Kardiomyopathie zu etwa 30 % nach zunächst erfolgreicher Entwöhnung nach unterschiedlichen Intervallen ein Rezidiv und bedürfen dann entweder einer erneuten mechanischen Kreislaufunterstützung oder einer dringlichen Transplantation.

Literatur

De Bakey ME (1971) Left ventricular bypass pump for cardiac assistance: clinical experience. Am J Cardiol 27: 3-11

Cooley DA, Liotta D, Hallman GL, Bloodwell RD, Leachman RD, Milam JD (1969) Orthotopic cardiac prosthesis for two-staged cardiac replacement. Am J Cardiol 24: 723-730

DeVries WC (1988) The permanent artificial heart. JAMA 259: 849-859

McMurray JJ, Adamopoulos S, Anker SD, Auricchio A, Bohm M, Dickstein K, Falk V, Filippatos G, Fonseca C, Gomez-Sanchez MA, Jaarsma T, Kober L, Lip GY, Maggioni AP, Parkhomenko A, Pieske BM, Popescu BA, Ronnevik PK, Rutten FH, Schwitter J, Seferovic P, Stepinska J, Trindade

PT, Voors AA, Zannad F, Zeiher A (2012) ESC Guidelines for the diagnosis and treatment of acute and chronic heart failure 2012: The Task Force for the Diagnosis and Treatment of Acute and Chronic Heart Failure 2012 of the European Society of Cardiology. Developed in collaboration with the Heart Failure Association (HFA) of the ESC. Eur Heart J 33: 1787-847

Farrar DJ, Hill JD, Gray LA, Pennington DG, McBride LR, Pierce WS, Pae WE, Glenville B, Ross D, Galbraith TA(1988) Heterotopic prosthetic ventricles as a bridge to cardiac transplantation. A multicenter study in 29 patients. N Engl J Med 11: 333-340

Hetzer R, Hennig E, Schiessler A, Friedel N, Warnecke H, Adt M (1992) Mechanical circulatory support and heart transplantation. J Heart Lung Transplant 11: 175-181

Rakhorst G, Hensens AG, Verkerke GJ, Blanksma PK, Bom VJ, Elstrodt J, Magielse CP, Van der Meer J, Reul H (1994) In-vivo evaluation of the »HIA-VAD«: a new German ventricular assist device. Thorac Cardiovasc Surg 42: 136-140

Frazier OH, Duncan JM, Radovancevic B, Vega JD, Baldwin RT, Burnett CM, Lonquist JL (1992) Successful bridge to heart transplantation with a new left ventricular assist device. J Heart Lung Transplant 11: 530-537

Portner PM, Oyer PE, McGregor CGA (1985) First human use of an electrically powered implantable ventricular assist system. Artif Organs 9: 36

Wood C, Maiorana A, Larbalestier R, Lovett M, Green G, O›Driscoll G (2008) First successful bridge to myocardial recovery with a HeartWare HVAD. J Heart Lung Transplant 27: 695-697

Frazier OH, Delgado RM, Kar B, Patel V, Gregoric ID, Myers TJ (2004) First clinical use of the redesigned HeartMate II left ventricular assist system in the United States: a case report. Tex Heart Inst J 31: 157-159

Schmid C, Tjan TD, Etz C, Schmidt C, Wenzelburger F, Wilhelm M, Rothenburger M, Drees G, Scheld HH (2005) First clinical experience with the Incor left ventricular assist device. J Heart Lung Transplant 24: 1188-1194

De Bakey ME (1999) A miniature implantable axial flow vantricular assist device. Ann Thorac Surg 68: 637-640

Westaby S, Banning AP, Jarvik R, Frazier OH, Pigott DW, Jin XY, Catarino PA, Saito S, Robson D, Freeland A, Myers TJ, Poole-Wilson PA (2000) First permanent implant of the Jarvik 2000 heart. Lancet 356: 900-903

Hetzer R, Krabatsch T, Stepanenko A, Hennig E, Potapov EV (2010) Long-term biventricular support with the heartware implantable continuous flow pump. J Heart Lung Transplant 29: 822-824

Strueber M, Meyer AL, Malehsa D, Haverich A (2010) Successful use of the HeartWare HVAD rotary blood pump for biventricular support. J Thorac Cardiovasc Surg 140: 936-937

Schmid C, Philipp A, Mueller T, Hilker M (2009) Extracorporeal life support – systems, indications, and limitations. Thorac Cardiovasc Surg 57: 449-454

Herztransplantation

Christof Schmid

C. Schmid, *Leitfaden Erwachsenenherzchirurgie*,
DOI 10.1007/978-3-642-34589-0_8, © Springer-Verlag Berlin Heidelberg 2014

Eine Herztransplantation wurde erstmals 1967 durch Barnard durchgeführt (Barnard 1967). Die Operationstechnik wurde im Wesentlichen in Stanford entwickelt und nach Einführung des Cyclosporins (Borel et al. 1976) und der transvenösen Biopsie (Caves et al. 1973) Anfang der 1980er Jahre die wichtigste Therapieform bei terminaler Herzinsuffizienz. Die heterotope Technik wurde erstmals 1974 durch Barnard u. Losman (1975) durchgeführt, hat aber aufgrund der damit assoziierten Probleme und den entsprechend schlechteren Ergebnissen heutzutage keine Bedeutung mehr. In der westlichen Welt wurden bislang mehr als 100000 Herztransplantationen durchgeführt. In Deutschland fällt ihre jährliche Zahl nach einem steilen Anstieg in den 1980er Jahren immer weiter ab und liegt mittlerweile anhaltend bei < 400 Eingriffen pro Jahr.

8.1   Anatomie/Pathologie

Eine Herztransplantation erfolgt zumeist aufgrund einer dilatativen (idiopathisch, Zustand nach Klappenoperation) oder ischämischen Kardiomyopathie (Endstadium der KHK). Zu den seltenen Ursachen gehören
- die restriktive und andere Kardiomyopathieformen
- nicht korrigierbare angeborene Herzfehler
- Klappenvitien im Endstadium
- anderweitig therapierefraktäre maligne Rhythmusstörungen
- auf das Herz beschränkte benigne Tumoren.

8.2   Operationsindikation

Die klassische Indikation zur Herztransplantation besteht, wenn unter maximaler konservativer Therapie keine Besserung des NYHA-III/IV-Stadiums erzielt werden kann und in den folgenden zwölf Monaten ein Sterberisiko von 50 % besteht, das durch keine andere operative Maßnahme signifikant gesenkt werden kann. Durch die inzwischen exzessiv langen Wartezeiten werden die Listungskriterien jedoch wesentlich liberaler gehandhabt und die Patienten früher bei Eurotransplant angemeldet. Die hämodynamischen Kriterien entsprechen weitgehend denen zur mechanischen Kreislaufunterstützung, d. h. die Indikation zur Herztransplantation wird bei einem Herzindex von < 2,0 l/min/m^2 mit beginnender Multiorgandysfunktion und einer VO$_2$max < 12 ml/min/kg gestellt (► Abschn. 7.2). Allerdings sollte der pulmonalvaskuläre Widerstand 3–4 Wood-Einheiten und der transpulmonale Gradient (PA-Mitteldruck minus PC-Druck) 12–15 mmHg nicht übersteigen, da ansonsten ein Rechtsherzversagen nach der Transplantation droht. Bei grenzwertigen oder zu hohen Parametern kann präoperativ getestet werden, ob sich die Messwerte durch vasodilatatorische Medikamente (Prostaglandine, ACE-Hemmer, usw.) in akzeptable Bereiche senken lassen. In den letzten Jahren hat sich gezeigt, dass sich der pulmonalvaskuläre Widerstand auch durch die Implantation eines linksventrikulären Unterstützungssystems senken lässt – diese Therapie ist aber noch nicht etabliert (► Abschn. 7.2).

Bei Patienten mit einem mechanischen Kreislaufunterstützungssystem wird die Indikation zur Herztransplantation gestellt, wenn es zu keiner Erholung der Pumpfunktion des kranken Herzens kommt bzw. eine solche ausgeschlossen ist und keine Dauertherapie gewünscht ist. De facto bedeutet das, dass jeder junge Patient, der ein Unterstützungssystem erhält, unmittelbar auch für eine Herztransplantation gelistet wird. Eine hochdringliche Listung mit erheblich verkürzter Wartezeit ist bei bedrohlichen Komplikationen wie Systemfehlfunktionen, rezidivierenden Blutungen oder Embolien und Pumpkammerinfektionen möglich.

In allen Fällen müssen jedoch stets die Kontraindikationen bedacht werden. Herztransplantationen können per se in jedem Alter erfolgen. Allerdings ist das Risiko im Kleinkindesalter und im fortgeschrittenen Alter erhöht (Ab 60 Jahren ist das Risiko etwa doppelt so hoch wie im günstigsten Fall). Bei einem Tumorleiden, einer Systemerkrankung oder einer floriden Infektion (Ausnahme: Infektion eines Unterstützungssystems) ist eine Transplantation ebenfalls kontraindiziert, da diese Erkrankungen unter Immunsuppression unkontrollierbar aufblühen können. Weitere relative Kontraindikationen ergeben sich bei einer fortgeschrittenen Niereninsuffizienz (evtl. kombinierte Herz-Nieren-Transplantation), einem schweren Leberversagen und einer signifikanten Lungenerkrankung sowie bei hämatologischen Erkrankungen und einer schweren arteriellen Verschlusskrankheit. Darüber hinaus müssen das psychische und soziale Umfeld in Ordnung sein, da die Herztransplantation eine große Belastung für den Patienten darstellt und eine lebenslange enge Zusammenarbeit mit den behandelnden Ärzten erfordert.

8.3 Operationsverfahren

8.3.1 Spenderoperation

Als Spenderorgan sind in der Regel Herzen bis zu einem Alter von 50 Jahren problemlos akzeptabel. Bei älteren Organen werden ein unauffälliges Koronarangiogramm und eine gute Pumpfunktion gefordert. Das Spenderorgan sollte aber nicht sehr viel älter als der Empfänger sein. Längere Reanimations- oder Hypotoniephasen, pathologische EKG- oder Echobefunde, höhere Katecholamindosen und schwere Elektrolytentgleisungen stellen einen Ablehnungsgrund dar.

Nach Sternotomie und Perikardiotomie wird das Herz inspiziert. Pathologische Veränderungen werden ausgeschlossen. Dazu gehören

— eine Herzvergrößerung,
— eine ventrikuläre Dysfunktion,
— eine koronare Herzerkrankung,

— ein Myokardinfarkt,
— sichtbare Anomalien.

Die obere Hohlvene wird angeschlungen und nach Vollheparinisierung okkludiert. Nach Anflimmern des Herzens wird die Aorta abgeklemmt und Kardioplegielösung (z. B. 3500 ml Bretschneider-Lösung) infundiert. Um eine Überdehnung des Herzens zu verhindern, werden beide Vorhöfe durch Inzision der unteren Hohlvene und einer Lungenvene entlastet. Zum Auslösen des Herzens werden zunächst die untere Hohlvene, anschließend die vier Lungenvenen, die obere Hohlvene und beide Lungenarterien abgesetzt. Zuletzt wird der Aortenbogen dargestellt und je nach Bedarf durchtrennt. Nach Auslösen des Herzens werden die Vorhöfe von den zentralen Arterien über den Sinus transversus separiert, die Herzklappen inspiziert und ein offenes Foramen ovale ausgeschlossen bzw. verschlossen. Zum Transport wird das Spenderorgan in Kardioplegielösung 3-fach steril verpackt.

8.3.2 Orthotope Transplantation

Zunächst wird der Patient median sternotomiert und über eine Kanülierung der Aorta und beider Hohlvenen an die Herz-Lungen-Maschine angeschlossen. Beide Hohlvenen werden angeschlungen und mit Drosseln (Tourniquets) okkludiert. Nach Abklemmen der Aorta ascendens wird zunächst das kranke Herz entfernt.

Große chirurgische Herausforderungen können Herztransplantationen bei Patienten mit Linksherzunterstützungssystemen darstellen. Oft bestehen schwerste Verwachsungen, insbesondere wenn sich eine aszendierende Steuerkabelinfektion bis ins Mediastinum ausgebreitet hat. Im Zweifelsfall ist es ratsam, eine femorale Kanülierung vorzubereiten, um bei Blutungskomplikationen schnell eine Herz-Lungen-Maschine anschließen zu können.

Das am meisten verwandte Operationsverfahren stammt von Lower u. Shumway (1960). Hierbei wird das kranke Herz nicht vollständig exzidiert, sondern es bleibt die Rückwand beider Vorhöfe einschließlich der einmündenden Venen erhalten.

Die Implantation beginnt am linken Vorhof in Höhe des linken Herzohrs mit einer fortlaufenden Naht, nachdem am Spender die linksatriale Rückwand exzidiert wurde (◘ Abb. 8.1). Eine Evertierung der Nahtränder reduziert dabei die Gefahr einer späteren Thrombenapposition. Nachfolgend wird der rechte Vorhof des Spenderherzens von der Mündung der V. cava inferior kommend in Richtung Herzohr aufgeschnitten (die obere Hohlvene wird ligiert) und mit dem verbliebenen Rest des Empfängervorhofs ebenfalls mit einer fortlaufenden Naht anastomosiert. Es folgen eine End-zu-End-Anastomose der Pulmonalarterie, die möglichst knapp gehalten wird, damit sie nicht knickt, und nachfolgend eine End-zu-End-Anastomose der Aorta, welche großzügiger bemessen werden kann.

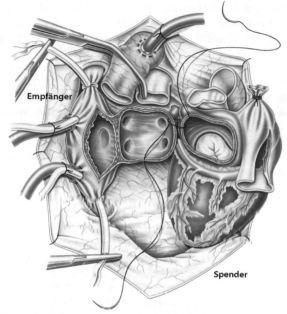

☐ Abb. 8.1 Orthotope Herztransplantation: Beginn der Implantation am linken Vorhof

Während der Implantation kann die Konservierung des Spenderherzens durch Induktion einer moderaten Hypothermie, durch eine Oberflächenkühlung und durch eine kontinuierliche oder repetitive antegrade oder retrograde Gabe von Kardioplegielösung verbessert werden. Auch eine kontinuierliche Blutperfusion, die das Herz bereits während der Implantation wieder schlagen lässt, ist möglich.

Alternative Verfahren beinhalten eine weitergehende Resektion der Vorhofanteile. Eine vollständige Entfernung des rechten (Sievers et al. 1991) oder beider Vorhöfe (Dreyfus et al. 1991) mit End-zu-End-Anastomosierung der beiden Hohlvenen bzw. der Lungenvenen führt zu weniger Sinusknotendysfunktionen und geringeren AV-Klappeninsuffizienzen (totale orthotope Herztransplantation).

8.3.3 **Heterotope Transplantation**

Bei ihr verbleibt das kranke Herz im Thorax. Der Anschluss der Herz-Lungen-Maschine erfolgt über eine venöse Doppelkanülierung, die weit von der Mündung der Hohlvenen eingebracht wird. Beim Spenderherz werden vorbereitend die Mündungen der unteren Hohlvene und der rechtsseitigen Lungenvenen durch Nähte verschlossen. Damit das Herz genügend Raum im Mediastinum findet, muss zunächst die rechte Pleura weit eröffnet werden. Die Implantation des Spenderorgans kann dann am flimmernden oder stillgestellten Herzen erfolgen. Der linke Vorhof des Empfängers wird analog dem Mitralklappenstandardzugang inzidiert und die linksseitige Pulmonalvenenmündung des Spenderorgans anastomosiert. Die rechtsatriale Anastomose erfolgt über eine Längsinzision an beiden oberen Hohlvenen bzw. deren Übergang in den rechten Vorhof. Die Spenderaorta wird seitlich an die Empfängeraorta angeschlossen, die Spenderpulmonalarterie wird mit dem ebenfalls entnommenen Aortenbogen verlängert und mit der Pulmonalarterie für eine biventrikuläre Unterstützung oder mit dem rechten Vorhof für eine nur linksventrikuläre Unterstützung des Empfängers anastomosiert.

8.4   Intraoperative Probleme/Komplikationen

Das Hauptproblem bei jeder Transplantation ist die Konservierung. Nach inadäquater Konservierung bzw. zu langer Ischämiedauer resultiert eine mangelnde Pumpfunktion, die zum Low-output-Syndrom führt und die Implantation eines Unterstützungssystems notwendig macht. Im schlimmsten Fall wird eine ECMO zentral oder peripher angeschlossen und der Thorax gegebenenfalls offen gelassen bzw. nur provisorisch verschlossen, wobei die ECMO nicht selten länger als eine Woche belassen wird, da sich schlecht konservierte Herzen langsam und über mehrere Tage ausreichend erholen können.

Bei hinreichender Organkonservierung, aber hohem Pulmonalwiderstand droht nach orthotoper Implantation unmittelbar ein Rechtsherzversagen, da das Spenderherz an den überhöhten pulmonalvaskulären Widerstand nicht adaptiert ist. Es ist daher empfehlenswert, diesen schon prophylaktisch durch eine NO-Beatmung oder Prostaglandininfusion so weit wie möglich zu senken.

Eine Schädigung des Sinusknotens ist bei der Technik nach Lower u. Shumway (1960) nicht selten (etwa 20 %). Sie wird zunächst durch temporäre Schrittmacherkabel ausgeglichen und bedarf später in der Hälfte der Fälle einer Schrittmacherimplantation.

Die schwerwiegendste, jedoch sehr seltene Komplikation ist die hyperakute Abstoßung durch präformierte Antikörper. Innerhalb kurzer Zeit lässt die Pumpfunktion des Herzens dramatisch nach. Nur in wenigen Fällen gelingt es durch massive immunsuppressive Maßnahmen (Kortison, Immunglobulingaben, Plasmapherese, T-Zell-Antikörper- und Zytostatikagabe) eine ausreichende Pumpfunktion zurückzugewinnen und den Patienten zu retten.

Bei der heterotopen Transplantation ist die unmittelbare Dysfunktion des Spenderherzens nicht so bedeutsam, da das kranke Herz verblieben ist – dies kann u. U. lebensrettend sein. Nachteilig sind jedoch eine Kompression des rechten Lungenmittel- und

Lungenunterlappens. Im nativen Herzen können sich Thromben bilden, die zu Embolien führen, insbesondere wenn sich noch Klappenprothesen darin befinden. Aus diesem Grund sollten evtl. vorhandene mechanische Prothesen bei der Transplantation durch Bioklappen ersetzt werden. Bei ischämischer Erkrankung des Empfängerherzens muss auch bedacht werden, dass pektanginöse Symptome durch die heterotope Herztransplantation weiterhin bestehen bleiben.

8.5 Ergebnisse

Das perioperative Risiko einer orthotopen Herztransplantation liegt bei etwa 10 %. Risikofaktoren (1-Jahres-Letalität) sind a) eine Retransplantation (Odds-Ratio (OR) = 1,5), b) eine präoperative Beatmung (OR = 1,6), c) ein zugrunde liegendes kongenitales Vitium (OR = 2,1) und d) eine Langzeit-VAD-Implantation (OR = 1,5) (Kurzzeitunterstützung: OR = 2,0). Weiterhin steigt das Risiko nahezu linear mit der e) Ischämiezeit (OR > 1 ab 3 h, 5 h: OR = 1,5), f) dem pulmonalvaskulären Widerstand (OR > 1 ab 3 WU), g) dem Empfängeralter (OR > 1 ab 50 Jahre, 65 Jahre: OR = 1,5) und h) dem Spenderalter (OR > 1 ab 30 Jahre, 60 Jahre: OR = 2,0) sowie i) dem Serumkreatinin (2,0 mg/DL: OR = 1,5) an. Der Einfluss des Geschlechts spielt nur eine geringe Rolle (weiblicher Spender OR = 1,23; weiblicher Empfänger OR = 1,09), ebenso wie präformierte Antikörper (OR = 1,13) und ein HLA-DR-Mismatch (OR = 1,1).

Die 1-Jahres-Überlebensrate liegt bei knapp 80 %, die Hälfte aller Patienten lebt etwa 10 bis 12 Jahre. Patienten mit einer dilatativen Kardiomyopathie haben eine bessere Prognose als solche mit einer terminalen koronaren Herzerkrankung. Bei Kindern sind die Langzeitergebnisse noch etwas vorteilhafter, das »half-life« liegt bei 12 bis > 15 Jahren. Frühe Abstoßungen verschlechtern die Prognose, vermutlich durch eine Begünstigung einer chronischen Abstoßung. Welche Rolle eine Erhaltungstherapie ohne Steroide spielt, ist noch unklar. Erstaunlicherweise fanden sich bei Kindern mit einer steroidfreien 2-fachen Immunsuppression (33 %) eine bessere Langzeitüberlebensrate und eine geringere Transplantatvaskulopathieinzidenz als bei solchen mit einer 3-fachen Immunsuppression (66 %).

Die Rehabilitationserfolge nach Herztransplantation sind beachtlich. Etwa 90 % aller Patienten fühlen sich in ihrer Leistungsfähigkeit uneingeschränkt, 9 % sind in ihrer Aktivität limitiert, und nur 1 % sind Pflegefälle. Knapp die Hälfte der Patienten wird vollzeit- oder teilzeitbeschäftigt wieder im Beruf tätig. Rehospitalisationen werden nach dem ersten Jahr nur bei jedem fünften Patienten notwendig, hauptsächlich wegen Infektionen (50 %) und sonstiger Ursachen, Abstoßungen sind nur noch in 10 % der Fälle dafür verantwortlich (< 1 Jahr: 50 %).

Sehr bedeutsam im Langzeitverlauf sind die Nebenwirkungen der Immunsuppressiva. Neben dem Übergewicht, welches die Mehrzahl der Patienten aufweist, zeigen 93 % der Patienten eine arterielle Hypertonie, 88 % eine Hyperlipidämie, 38 % einen

Diabetes mellitus und 33 % eine renale Dysfunktion (Dialysepflicht 2,9 %) nach 5 Jahren. Darüber hinaus entwickeln 14 % der Patienten innerhalb dieser Zeit ein Malignom (Hauttumoren 66 %, Lymphome 8 %). Eine Transplantatvaskulopathie besteht bei > 30 % der Patienten.

Die Haupttodesursache im Langzeitverlauf (> 10 – 15 Jahre) sind die chronische Abstoßung/Transplantatvaskulopathie (15 %) sowie ein primäres unspezifisches Transplantatversagen (16 %). Risikofaktoren für die Entwicklung einer Transplantatvaskulopathie sind ein hohes Spenderalter (OR = 2,9 ab 60 Jahre, OR = 2,0 ab 50 Jahre) und eine koronare Herzerkrankung als Grund für die Transplantation (OR = 1,2), wogegen das Auftreten einer Transplantatvaskulopathie bei weiblichen Patienten (OR = 0,8), bei weiblichen Spenderorganen (OR = 0,8) und bei Patienten mit kongenitalen Vitien (OR = 0,4) seltener ist. Als weitere Todesursachen spielen Malignome (20 %), Infektionen (10 %) und Nierenversagen (8,5 %) eine bedeutende Rolle, akute Abstoßungen sind dafür unbedeutend (1 %).

Literatur

Barnard CN (1967) The operation. A human cardiac transplant: An interim report of a successful operation performed at Groot Schuur Hospital, Cape Town. S. Afr. Med. J. 41: 1271-1274

Borel JF, Feurer C, Gubler HU, Stahelin H (1976) Biological effects of cyclosporin A: a new antilymphocytic agent. Agents Actions 6: 468-475

Caves P, Stinson E, Billingham M, Rider A, Shumway N (1973) Diagnosis of human cardiac rejection by serial cardiac biopsy. J Thorac Cardiovasc Surg 66: 461-466

Barnard CN, Losman JG (1975) Left ventricular bypass. S Afr Med J 49: 303-312

Lower RR, Shumway NE (1960) Studies on the orthotopic homotransplantation of the canine heart. Surg Forum 11: 18-19

Sievers HH, Weyand M, Kraatz EG, Bernhard A (1991) An alternative technique for orthotopic cardiac transplantation, with preservation of the normal anatomy of the right atrium. Thorac Cardiovasc Surg 39: 70-72

Dreyfus G, Jebara V, Mihaileanu S, Carpentier AF (1991) Total orthotopic heart transplantation: an alternative to the standard technique. Ann Thorac Surg 52: 1181-1184

Rhythmuschirurgie

Christof Schmid

C. Schmid, *Leitfaden Erwachsenenherzchirurgie*,
DOI 10.1007/978-3-642-34589-0_9, © Springer-Verlag Berlin Heidelberg 2014

Der Stellenwert der Rhythmuschirurgie beschränkte sich seit der Etablierung der interventionellen Ablationsverfahren weitgehend auf die ICD- und Herzschrittmacherimplantation, da die chirurgische Ablation von Präexzitationssyndromen wie dem Wolff-Parkinson-White-Syndrom (WPW-Syndrom) und von ventrikulären Tachykardien aufgrund der interventionellen Möglichkeiten nicht mehr erfolgt. In den letzten Jahren haben jedoch die chirurgischen Ansätze zur Ablation von passagerem und chronischem Vorhofflimmern einen festen Stellenwert erlangt und werden in einigen Kliniken routinemäßig angewendet.

9.1   Herzschrittmacherimplantation

Die erste Implantation eines komplett implantierbaren Herzschrittmachers erfolgte 1958 durch Elmquist u. Senning (1960). Kurz zuvor hatten Furman u. Robinson (1958) transvenöse Elektroden eingeführt. In den nachfolgenden Jahren hat sich die Schrittmacherimplantation vehement weiterentwickelt, sodass von Kardiologen und Kardiochirurgen in Deutschland mittlerweile etwa 70000 Herzschrittmacher pro Jahr implantiert werden. Die gegenwärtigen Schrittmacher haben ein Titangehäuse und wiegen bei einer Größe von 4–5 cm und einer Dicke von etwa 7,5 mm 20–30 g. Die Lithium-Jod-Akkus erlauben eine Lebenszeit von etwa zehn Jahren (Impulsspannung etwa 3 V, Impulsdauer etwa 0,5 ms). Elektroden gibt es in zahlreichen Ausführungen. Sie besitzen einen Durchmesser von etwa 2 mm und bestehen aus leitenden Nickellegierungen, die mit Silikon isoliert sind. Ganz neu auf dem Markt sind sog. MR-taugliche Herzschrittmacher, die bis 1,5 Tesla problemlos vertragen.

9.1.1   Anatomie/Pathologie

Im Sulcus deltoideopectoralis liegt die V. cephalica, die (häufig rechtwinklig) in die V. subclavia mündet. Letztere liegt unter der Clavikula neben der entsprechenden Arterie und zieht über die obere Thoraxapertur zum Herzen. Die eingebrachten Elektroden nutzen die Trabekularisierung des rechten Vorhofs und Ventrikels, an der sie sich gut verankern lassen.

9.1.2   Operationsindikation

Allgemein gesprochen erfolgt eine Schrittmacherimplantation bei »symptomatischer Bradykardie«. Die Symptome können sich akut aufgrund einer zerebralen Minderperfusion oder chronisch bei reduzierter kardialer Pumpleistung manifestieren oder auch vollkommen uncharakteristisch sein. Wichtig ist der kausale Zusammenhang mit der

Bradykardie, wobei auszuschließen ist, dass der Zustand nur vorübergehend ist. Entsprechend ist die jeweilige kardiale Grunderkrankung für die Indikationsstellung bedeutsam. Neben den in Tabelle ◘ Tab. 9.1 dargestellten Kriterien können a) eine postoperative Bradykardie nach Herzoperation (> 48 h, insbesondere nach Aorten- und Mitralklappenoperation), b) eine hypertrophe obstruktive Kardiomyopathie (► Abschn. 4.5), c) ein Long-QT-Syndrom (Bradykardie unter ß-Blocker-Therapie oder Induktion von Torsades-de-pointes-Tachykardien durch Bradykardie) und d) ein Schlaf-Apnoe-Syndrom (noch Gegenstand aktueller Studien) eine Schrittmacherimplantation erfordern (Lemke et al. 2005).

Nach der Indikationsstellung muss das Schrittmachersystem ausgewählt werden. Zur Charakterisierung der Schrittmachermodi wird der 5-stellige NBG-Kode (NASPE/BPEG Generic Pacemaker Code) verwendet:

1. Stimulationsort
2. Ort der Wahrnehmung
3. Betriebsart
4. Frequenzadaptation
5. Antitachykarde Eigenschaften

Es gilt der Grundsatz, dass der Vorhof solange wie möglich in die Wahrnehmung und Stimulation einbezogen wird. Ein VVI-Schrittmacher hat demnach nur noch bei chronischem Vorhofflimmern mit niedriger Kammerfrequenz, bei seltenen asystolischen Pausen und bei einer prophylaktischen Indikation eine Berechtigung. Bei bradykarden Rhythmusstörungen, die eine häufige oder ausschließliche Schrittmacherstimulation erfordern, sollte eine AAI- oder eine DDD-Stimulation erfolgen. Auf eine Frequenzadaptation sollte nur bei körperlicher Inaktivität und bei normaler oder nur gering eingeschränkter Frequenzregulation verzichtet werden. Modernere Funktionen beinhalten eine Frequenzglättung (z. B. bei Sinuspausen unter Belastung), das »mode switching« (automatischer Wechsel von DDD auf VVI bei atrialen Tachyarrhythmien) und die frequenzabhängige AV-Zeit-Verkürzung.

Trotz der zuvor definierten Indikationsstellung ist die Prognoseverbesserung durch eine 2-Kammer-Stimulation gegenüber einer 1-Kammer-Stimulation noch unklar. Es scheinen vor allem Patienten < 75 Jahre und solche mit einer Spontanfrequenz ≤ 60/min von einer Vorhofbeteiligung zu profitieren. Auch das Auftreten von Vorhofflimmern und das Thrombembolierisiko scheinen darunter günstiger zu sein, was aber wohl keinen Einfluss auf das Apoplexrisiko hat. Beim Carotis-Sinus-Syndrom und bei der vagovagalen Synkope sollte ebenfalls ein 2-Kammer-Schrittmacher eingesetzt werden, da hierbei auch ein intermittierender AV-Block auftreten kann.

◻ Tab. 9.1 Indikationen zur Herzschrittmacherimplantation

	Effektivität belegt (Klasse I)[a]	Effektivität wahrscheinlich (Klasse IIa)	Effektivität unklar (Klasse IIb)
Erworbene atrioventrikuläre Leistungsstörungen			
Symptomatische Patienten	AV-Block III und II, permanent oder intermittierend		AV-Block I mit AV-Überleitung > 300 ms bei LV-Dysfunktion
Asymptomatische Patienten (prognostische Indikation)	AV-Block III permanent Häufig intermittierender AV-Block III oder II Typ Mobitz II mit breitem QRS AV-Block III nach His-Bündel-Ablation	AV-Block III intermittierend, außerhalb des Schlafs oder bei eingeschränkter LV-Funktion AV-Block II bei Blockierung im His-Purkinje-System AV-Block II Typ Mobitz II mit schmalem QRS bei persistierender Blockierung unter Belastung, insbesondere bei eingeschränkter LV-Funktion AV-Block II bei neuromuskulärer Erkrankung	AV-Block III ohne die genannten Kriterien AV-Block II Typ Mobitz I (Wenkebach) bei älteren Patienten oder eingeschränkter LV-Funktion AV-Block I bei neuromuskulärer Erkrankung

Kongenitaler AV-Block

Symptomatische Patienten	AV-Block III oder II		
Asymptomatische Patienten (prognostische Indikation)	AV-Block III oder II bei eingeschränkter LV-Funktion; assoziiertem Herzfehler; HF < 50/min, fehlendem HF-Anstieg unter Belastung oder Asystolien > 3 s; Ersatzrhythmus mit breitem QRS, gehäuften ventrikulären Ektopien; verlängertem QT-Intervall	AV-Block III oder II ohne die genannten Kriterien	

Chronische Bi-/trifaszikuläre Leitungsstörungen

	Bifaszikulärer Block mit intermittierendem AV-Block III Bifaszikulärer Block mit häufigem AV-Block II Mobitz Typ II Alternierender Schenkelblock	Bifaszikulärer Block bei Verdacht auf kardiale Synkope und Ausschluss anderer Ursachen HV-Verlängerung ≥ 100 ms oder infrahissäre Blockierung unter Vorhofstimulation bei asymptomatischen Patienten	Neuromuskuläre Erkrankung und faszikulärer Block unabhängig von Symptomen

Resynchronisation

Symptomatische Herzinsuffizienz mit LVEF ≤ 35 %, LVEDD ≥ 55 mm und intraventrikulärer Leitungsverzögerung	NYHA III und IV mit LSB und QRS > 150 ms und Sinusrhythmus	NYHA III und IV mit QRS 120–150 ms und Sinusrhythmus NYHA III und IV mit QRS > 150 ms und Vorhofflimmern	NYHA III und IV mit QRS > 120 ms ohne LSB NYHA III und IV und konventionelle SM-Indikation NYHA II mit LSB und QRS > 150 ms und Sinusrhythmus

Tab. 9.1 (Fortsetzung)

	Effektivität belegt (Klasse I)[a]	Effektivität wahrscheinlich (Klasse IIa)	Effektivität unklar (Klasse IIb)
Akuter Myokardinfarkt mit AV-Leitungsstörung			
	AV-Block III oder II Mobitz Typ II > 14 Tage nach AMI	Transienter AV-Block III oder II mit konsekutivem persistierendem Schenkelblock	Vorbestehender Schenkelblock mit transientem AV-Block III oder II Mobitz Typ II
Bradyarrhythmie bei permanentem Vorhofflimmern			
Symptomatisch	VF mit HF < 40/min oder Pausen (> 3 s tagsüber, > 4 s nachts), spontan oder durch Medikation, mit chronotroper Inkompetenz, mit eindeutigem klinischen Zusammenhang	VF mit HF < 40/min oder Pausen (> 3 s tagsüber, > 4 s nachts), spontan oder durch Medikation, mit vermutetem klinischen Zusammenhang	
Asymptomatisch	VF mit regelmäßiger HF < 40/min und breiten QRS Bei geplanter AV-Knoten-Ablation	VF mit unregelmäßiger HF < 40/min und breiten QRS VF mit regelmäßiger HF < 40/min und schmalen QRS	VF mit HF < 40/min oder Pausen (> 3 s tagsüber, > 4 s nachts), und schmalen QRS außerhalb von Schlaf, bei eingeschränkter LV-Funktion
Sinusknoten-syndrom	HF < 40/min, Pausen > 3 s, spontan oder durch Medikation, mit chronotroper Inkompetenz, mit eindeutigem klinischen Zusammenhang	HF < 40/min, Pausen > 3 s, spontan oder durch Medikation, mit chronotroper Inkompetenz, mit vermutetem klinischen Zusammenhang	HF < 40/min, Pausen > 3 s, außerhalb von Schlaf, bei eingeschränkter LV-Funktion

Paroxysmale Vorhoftachykardien		
	Hochsymptomatische, medikamentös refraktäre paroxysmale Vorhoftachykardien vor geplanter AV-Ablation	Medikamentös refraktäre, bradykardieassoziierte paroxysmale Vorhoftachyarrhythmien
Karotis-Sinus-Syndrom		
Rezidivierende Synkopen mit eindeutigem Auslöser und Asystolie > 3 s	Rezidivierende, anderweitig nicht erklärbare Synkopen ohne eindeutigen Auslöser, aber mit hypersensitivem Karotis-Sinus-Reflex (Pause > 3 s)	
Vagovasale Synkope		
	Rezidivierend (≥ 5/Jahre) bei Patienten > 40 Jahre mit kardioinhibitorischen Pausen (> 3 s), z. B. bei Kipptischuntersuchung mit unzureichendem Ansprechen auf andere Maßnahmen	Rezidivierend mit dokumentierter Bradykardie, z. B. bei Kipptischuntersuchung, mit unzureichendem Ansprechen auf andere Maßnahmen

a Klasse I, IIa, IIb Empfehlungsgrad

9.1.3 **Operationsverfahren**

Standardmäßig erfolgt eine Schrittmacherimplantation bevorzugt an der linken Seite, da die meisten Personen Rechtshänder sind. Der Eingriff kann in Lokalanästhesie in Rückenlage mit angelagertem linken Arm durchgeführt werden. Nach einer 2–3 Finger breiten Inzision im Bereich des Sulcus deltoideopectoralis wird die V. cephalica aufgesucht. Über eine »Venae sectio« wird die erste Elektrode bis in das rechte Herz vorgeschoben, bei einer großkalibrigen Vene können auch zwei Elektroden darüber eingebracht werden (Länge 45–58 cm). Häufiger muss bei der Implantation eines DDD-Schrittmachers zusätzlich eine Punktion der V. subclavia (Seldinger-Technik (Seldinger 1953)) für die zweite Elektrode erfolgen. In der Regel wird zunächst die Ventrikelelektrode (Anker oder Schraubenelektrode) in der Herzspitze oder am ventrikulären Septum platziert, wobei auf genügend Länge zu achten ist. Erleichtert wird das Einbringen der Sonde, wenn sie zuerst in die Pulmonalarterie geschoben wird, was eine Fehllage in den Koronarsinus ausschließt, und erst danach in die Herzspitze. Es sollte weder die Trikuspidalklappe kompromittiert werden noch die Sonde unter tiefer Inspiration unter Zug geraten. Die Vorhofsonde (»J-lead«) wird am besten im gut trabekularisierten Herzohr fixiert. Hier sind Schraubenelektroden zu bevorzugen, da sie einen besseren Halt bieten. Die Messwerte der Elektroden sollten in den folgenden Bereichen liegen (◻ Tab. 9.2):

Das Aggregat kann subkutan, subfaszial oder submuskulär platziert werden. Eine subkutane oder subfasziale Tasche ist weniger schmerzhaft zu präparieren, aber beim schlanken Patienten kosmetisch nachteilig. Submuskuläre Aggregate sind äußerlich dagegen kaum zu erkennen, allerdings sind Reeingriffe mühsamer. Die Tasche sollte nicht zu groß sein, damit das Aggregat nicht wandert. Die Elektroden werden hinter das Aggregat gelegt, um sie bei Reeingriffen (Batteriewechsel) zu schützen.

9.1.4 **Intraoperative Probleme/Komplikationen**

Ist die V. cephalica zu klein oder lässt sich darüber keine Elektrode vorschieben, müssen alle Elektroden über eine Punktion der V. subclavia eingebracht werden. Wird das Einführbesteck passend gewählt, d. h. dass neben der Elektrode noch ein Führungsdraht eingebracht werden kann, ist nur eine Punktion für beide Elektroden notwendig. Fehlpunktionen der A. subclavia führen nach kurzer Kompression nur selten zu einer Blutungskomplikation. Ebenso selten ist ein Pneumothorax, vorausgesetzt man orientiert sich an den anatomischen Strukturen.

Liegt eine Thrombose der V. subclavia oder V. cava sup. vor, lässt sich kein venöses Blut aspirieren und kein Draht vorschieben, d. h. die Elektroden können nicht eingebracht werden. Liegt nur eine partielle Verlegung des Gefäßlumens vor, kann diese durch eine Kontrastmittelgabe dargestellt und im günstigen Fall die Elektrode doch

◨ Tab. 9.2	Angestrebte Messwerte der Schrittmacherelektroden			
	Reizschwelle	**Sensing**	**Impedanz**	**Slew rate**
Vorhof	< 1,0 V/0,5 ms	> 2 mV	300–1200 Ω	> 0,5 V/s
Ventrikel	< 0,8 V/0,5 ms	> 5 mV	300–1200 Ω	> 0,8 V/s

noch vorgeschoben werden. Andernfalls bleiben nur der Zugangsversuch auf der Gegenseite und die Möglichkeit einer epikardialen Elektrodenimplantation.

Bei einer mechanischen Klappe in Trikuspidalposition kann keine Elektrode im rechten Ventrikel platziert werden. Für den Patienten ist eine Positionierung der Elektrode im Koronarsinus am besten, da als weitere Alternative nur eine epikardiale Implantation bleibt.

Schwierig kann es sein, eine Position mit akzeptablen Messwerten zu erreichen, insbesondere bei Patienten mit einer koronaren Herzerkrankung und apikalen oder septalen Myokardinfarkten. Gelegentlich muss eine atypische Position höher am Kammerseptum oder basisnäher gesucht werden. Am Vorhof muss die Elektrode bisweilen an der glatten Hinter- oder Seitenwand fixiert werden, wobei es allerdings besonders leicht zu Dislokationen der Elektroden kommen kann. Das früher häufige Muskelzucken ist seit Verwendung bipolarer Elektroden nur noch selten ein Problem.

Bei Verdacht auf eine Schrittmachersysteminfektion bzw. bei einer endokarditischen Thrombenapposition muss die Elektrode entfernt werden. Das sicherste Verfahren ist die offene chirurgische Explantation mit Hilfe der Herz-Lungen-Maschine. Da dies nicht selten ein beträchtliches Risiko für die Patienten darstellt, werden inzwischen relativ neue Elektroden häufig auch durch Zug und ältere Elektroden mit Hilfe der Lasertechnik entfernt. Problematisch hierbei ist die Abscherung der (infizierten) Thromben, die anschließend in die Lunge embolisieren und Pneumonien hervorrufen können.

9.1.5 Ergebnisse

Die Herzschrittmacherimplantation ist ein Routineverfahren, das mit nahezu keiner Letalität assoziiert ist. Die Komplikationsrate liegt bei 3–5 % und hängt von der Komplexität des Eingriffs ab. Am häufigsten treten Elektrodendislokationen bzw. »Pace- und Sense«-Probleme auf, Pneumothoraxe und Wundinfektionen sind selten.

Die Laufzeit der Batterie hängt von der Notwendigkeit der Schrittmacherunterstützung und der technischen Ausrüstung ab. Von der bundesdeutschen Qualitäts-

◻ Tab. 9.3 Fahrverbote nach Schrittmacher-Implantation (Klein et al. 2010)

	Privatfahrer	Berufsfahrer (LKW, Bus, Taxi)
Keine SM-Abhängigkeit und keine Synkopenanamnese	1 Woche	1 Woche
SM-Abhängigkeit oder Synkopenanamnese	1 Woche	3 Monate

sicherung wird derzeit eine Mindestlaufzeit von sechs Jahren gefordert, was mit 90 % der Einkammer- und etwa 75 % der Zweikammer-Systeme erreicht wird.

Im Langzeitverlauf entwickeln sich Sondenerosionen und -brüche, sich langsam verschlechternde Messwerte sowie manchmal ein sich in der Aggregattasche drehendes Schrittmacheraggregat (Twiddler-Syndrom (Bayliss et al. 1968)).

⅔ aller Komplikationen treten innerhalb der ersten drei Monate auf.

9.1.6 Besonderheiten

Nach der Implantation eines Herzschrittmachers gilt ein Fahrverbot, abhängig von einer Synkopenanamnese und einer Schrittmacherpflicht (◻ Tab. 9.3).

9.2   Defibrillatorimplantation (ICD)

Nach langer Entwicklungsarbeit und Überwindung erheblicher Zweifel wurde der erste automatische Defibrillator 1980 von Mirowski (Mirowski et al. 1980) implantiert. Mittlerweile ist die Defibrillatorimplantation ein anerkanntes Verfahren, in Deutschland werden derzeit knapp 10000 ICDs pro Jahr eingesetzt. Primäres Ziel der ICD-Therapie ist die Lebensverlängerung durch Verhinderung des plötzlichen Herztods, sekundär soll die Lebensqualität verbessert werden (z. B. Vermeidung häufiger Krankenhausaufenthalte).

9.2.1 Anatomie/Pathologie

Anatomisch bedeutsam sind, wie bei der Schrittmacherimplantation, in erster Linie die Venenverhältnisse, da epikardiale Flächenelektroden nicht mehr implantiert werden. Beim Austausch einer ICD-Elektrode muss zudem bedacht werden, dass die alte

Elektrode erheblich eingewachsen und nur – wenn überhaupt – sehr aufwändig, z. B. mit Lasertechniken, entfernt werden kann.

9.2.2 Operationsindikation

Die Indikationen zur Implantation eines ICD (◘ Tab. 9.4) unterliegen einem ständigen Wechsel, 1998 wurden weitreichende Empfehlungen formuliert (Gregoratos et al. 1998). Derzeit existieren drei Hauptindikationen: 1) Sekundärprävention, 2) Primärprävention und 3) hereditäre Erkrankungen.

1. Eine etablierte Indikation zur Sekundärprävention besteht für einen Herzstillstand aufgrund von Kammertachykardien (VT) oder Kammerflimmern, nicht jedoch bei einer temporären oder reversiblen Ursache. Eine ICD-Implantation wird darüber hinaus bei spontanen anhaltenden VT und bei unklaren Synkopen mit elektrophysiologisch induzierbaren VT, die medikamentös nicht therapierbar sind, empfohlen.

2. Im Rahmen der Primärprävention erhalten Patienten vier Wochen nach einem Myokardinfarkt bei einer LVEF < 30 % als Schutz vor dem plötzlichen Herztod ein ICD-System. Patienten mit einer Herzinsuffizienz (NYHA II/III) werden unabhängig von der Grunderkrankung ab einer LVEF £ 35 % mit einem ICD versorgt.

3. Zahlreiche hereditäre primär elektrische und myokardiale Erkrankungen sind mit einem erhöhten Risiko für maligne ventrikuläre Arrhythmien assoziiert, weswegen diese Patienten besonders von einem ICD-System profitieren (Jung et al. 2006).

Keine Indikation besteht bei
- Synkopen ohne Nachweis einer induzierbaren ventrikulären Tachyarrhythmie,
- einem akuten Myokardinfarkt innerhalb von 48 h,
- asymptomatischen Postinfarktpatienten mit Spätpotenzialen und geplanter ACB-Operation,
- unaufhörlichen VT,
- VT mit idioventrikulären Rhythmen oder idiopathischer Genese oder gering ausgeprägtem Risikoprofil bei fehlender Klinik,
- asymptomatischen Patienten mit einer DCM und einer EF≤ 30 %.

9.2.3 Operationsverfahren

Die ICD-Implantation erfolgt für gewöhnlich in Intubationsnarkose und Rückenlagerung von der linken Seite und mit angelagertem Arm. Ein Eingriff in Lokalanästhesie

▣ Tab. 9.4 Indikation zur ICD-Implantation (Jung et al. 2006)

Sekundärprävention

Herz-Kreislauf-Stillstand durch VT oder KF[a] (ohne einmalige oder vermeidbare Ursache)

VT mit hämodynamischer Wirksamkeit (ohne einmalige oder vermeidbare Ursache)

Nicht aufgezeichnete Synkope (ohne EKG) + LVEF ≤ 40 % + KT[b] induzierbar (nach Ausschluss anderer Ursachen)

Hämodynamisch stabile Kammertachykardien (Empfehlung IIb)

Primärprävention

Patienten mit >4 Wochen zurückliegendem Herzinfarkt + LVEF ≤ 30 %

Herzinsuffizienz (NYHA II/III) mit LVEF ≤ 35 %

DCM[c], LVEF < 35 %, Dauer > 9 Monate mit/ohne symptomatische VES[d] oder nichtanhaltende VT (Empfehlung IIb)

Hereditäre Erkrankungen

Brugada-Syndrom mit unklarer Synkope

Brugada-Syndrom (asymptomatisch) mit zusätzlichen Markern für ein erhöhtes Risiko

Short QT-Syndrom

Long QT-Syndrom mit Synkopen unter Betablocker

Sonstige Patienten mit genetisch determinierten Erkrankungen, die mit einem erhöhten Risiko des plötzlichen Herztodes einhergehen (insbes. HCM[e], ARVCM[f]), bei Vorliegen von Risikofaktoren

Brugada-Syndrom (asymptomatisch) ohne Marker für ein erhöhtes Risiko (Empfehlung IIb)

[a] Kammerflimmern
[b] Kammertachykardie
[c] Nichtischämische dilatative Kardiomyopathie
[d] ventrikuläre Extrasystolie
[e] hypertrophe Kardiomyopathie
[f] arrythmogene rechtsventrikuläre Kardiomyopathie

ist ebenfalls möglich. Nach einer etwa 3 Finger breiten Inzision etwas medial des Sulcus deltoideopectoralis wird die V. cephalica durch »Venae sectio« dargestellt und die Defibrillationselektrode apikal in den rechten Ventrikel eingebracht. Ist die V. cephalica ungeeignet, erfolgt eine Punktion der V. subclavia, was auch bei einer zusätzlichen Vorhofelektrode (DDD-ICD) in der Regel notwendig ist. Die Testung der Reizschwellen und Sensing-Werte erfolgt wie bei der Herzschrittmacherimplantation. Die angestrebten Messwerte für die integrierte Schrittmacherfunktion sind identisch.

Eine Aggregattasche wird idealerweise subpektoral präpariert, wobei darauf geachtet werden sollte, dass das ICD-Aggregat nicht in die Axilla rutschen kann und die dorsal liegenden Muskelgefäße nicht verletzt werden. Die Notwendigkeit der Testung der Defibrillationsschwelle ist derzeit umstritten (Bei linksseitiger Lage und primär präventiver Indikation kann eine Testung vermutlich unterbleiben). Sie erfolgt heutzutage meist mit dem schon konnektierten ICD-Aggregat über die Telemetrie. Eine erfolgreiche Defibrillation sollte bei etwa 10 Joule unter der maximal applizierbaren Energie möglich sein, d. h. bei etwa 10–20 Joule liegen.

9.2.4 Intraoperative Probleme/Komplikationen

Die intraoperativen Probleme bezüglich des Einbringens der Stimulations- bzw. Defibrillationselektroden entsprechen denen der Schrittmacherimplantation.

Ein spezifisches Problem ist die Nichtauslösbarkeit der tachykarden Rhythmusstörungen und deren Nichtterminierbarkeit mit dem implantierten System. Ist eine Rhythmusstörung nicht auslösbar, kann eine sichere Terminierung bei Auftreten derselben nicht vorhergesagt werden. Im Zweifelsfall wird jedoch die Implantation vorgenommen. Ist keine adäquate Defibrillationsschwelle vorhanden bzw. durch Umprogrammierung zu erzielen, kann eine zusätzliche Einlage von 1–3 subkutanen Fingerelektroden (Array-Elektroden) erfolgen, aber nur auf der linken Seite. Diese werden vom initialen Zugang aus unter die dorsale Subkutis eingebracht, sodass sie sich unter Durchleuchtung auf den Herzschatten projizieren.

9.2.5 Ergebnisse

Die postoperativen Komplikationen entsprechen größtenteils denen der Schrittmacherimplantation, sie treten in etwa 2–5 % der Fälle auf. Sie umfassen Sondendislokationen, Aggregatdislokation und -rotation (Twiddler-Syndrom) sowie Serome und Wundinfektionen. Im Langzeitverlauf kommen Sondenerosionen und -brüche sowie Schwellenveränderungen mit nachfolgender inadäquater Defibrillatorfunktion hinzu.

◻ **Tab. 9.5**   Fahrverbote nach ICD-Implantation (Klein et al. 2010)

	Privatfahrer	Berufsfahrer (LKW, Bus, Taxi)
Sekundärprävention – **VT ohne Synkope** – **Synkope nach VT/KF**	1 Monat 3 Monate	Permanent, Taxi evtl. nach 1 Monat Permanent
Primärprävention	1 Woche	Permanent
Nach Aggregatwechsel	1 Woche	Taxi evtl. 1 Woche
Nach Sondenrevision **ICD sekundärpräventiv** **ICD primärpräventiv**	1 Monat 1 Woche	Taxi evtl. nach 1 Woche Taxi evtl. nach 1 Woche
Nach adäquatem Schock	3 Monate, sofern kein erneuter Schock	Taxi mindestens 1 Jahr, sofern kein erneuter Schock

9.2.6   Besonderheiten

Nach ICD-Implantation gelten hinsichtlich einer PKW- und LKW-Nutzung folgende Fahrverbote (◻ Tab. 9.5):

Bei Verweigerung einer prophylaktischen ICD-Implantation darf ein Privat-PKW und ein Taxi weiter gefahren werden, jedoch gilt nach einer Synkope für PKW-Fahrer ein 6-monatiges und für Taxi-Fahrer ein permanentes Fahrverbot. Für Berufsfahrer gilt stets ein permanentes Fahrverbot.

9.3   Ablation von Vorhofflimmern

Die operative Therapie tachykarder Rhythmusstörungen auf Vorhofebene begann bereits 1967 durch Burchell (Burchell et al. 1967), der erstmals ein WPW-Syndrom abladierte. Weitere Operationstechniken für WPW-Syndrome folgten 1969 durch Sealy (Sealy et al. 1969) und 1970 durch Iwa (Iwa et al. 1970). Offene Cryoablations-techniken wurden 1977 durch Gallagher (Gallagher et al. 1978) und 1984 durch Guiraudon (Guiraudon et al. 1985) beschrieben. Aufgrund der wesentlich weniger invasiveren interventionellen Techniken finden solche Operationen heutzutage nicht mehr statt.

Heutzutage fokussiert sich die chirurgisch ablative Therapie tachykarder Rhythmusstörungen auf das Vorhofflimmern. Erste Versuche hierzu wurden von Cox (1991) unternommen. Nach Einführung der interventionellen His-Bündel-Ablation (Scheinman et al. 1982) beschrieb Guiraudon (Guiraudon et al. 1985) ein prinzipiell ähnliches, jedoch chirurgisches Verfahren (»corridor procedure«), das aber seltener zu einer Schrittmacherabhängigkeit führte. Die sog. Maze-Prozedur, ein Operationsverfahren, das bis heute vielfach modifiziert und in einigen Kliniken noch sehr erfolgreich eingesetzt wird, wurde erstmals 1987 durch Cox (Cox et al. 1991) durchgeführt. Mittlerweile dominieren bei der chirurgischen Behandlung des Vorhofflimmerns jedoch verschiedene, weit weniger invasive Ablationstechniken. Sie beruhen auf der Entdeckung von Haissaguerre (Haissaguerre et al. 1996), dass der Ursprungsort eines Vorhofflimmerns häufig im Bereich der Mündungen der Lungenvenen liegt (zu 60 % linke obere Lungenvene), welche relativ einfach abladiert werden können. Die chirurgischen Ablationstechniken werden meist in Verbindung mit einem anderen herzchirurgischen Eingriff durchgeführt. Nur selten erfolgen sie isoliert oder minimalinvasiv. In Deutschland wurden im Jahr 2012 4500 chirurgische Ablationseingriffe für das Vorhofflimmern registriert, überwiegend mittels Radiofrequenz- und Cryothermie, seltener mit Ultraschall.

9.3.1 Anatomie/Pathologie

Vorhofflimmern entsteht durch mehrere simultane kreisende Erregungen (im Mittel 4–5), die nicht um ein Hindernis, sondern um temporär refraktäre Myokardabschnitte kreisen, bevorzugt im linken Vorhof. Daher steigt die Wahrscheinlichkeit für ein Vorhofflimmern mit zunehmender Größe des linken Vorhofs.

9.3.2 Operationsindikation

Etwa 2 % der Bevölkerung leidet an Vorhofflimmern, im Alter über 65 Jahren sind es schon 6 %. Vorhofflimmern ist ein Risikofaktor für den Apoplex (4-bis 5-fach erhöhtes Risiko!), das allgemeine Sterberisiko steigt um 20 % im Vergleich zur Normalbevölkerung.

Die Indikation für eine operative Ablation des Vorhofflimmerns mit der Maze-Operation als sog. »Stand-alone-Procedure« begründet sich meist in der schweren arrhythmie bedingten Symptomatik, wie Belastungsdyspnoe und rascher Ermüdbarkeit, sowie in der Unverträglichkeit von Medikamenten und in trotz adäquater Antikoagulation erlittenen zerebralen Thrombembolien. In der Mehrzahl sind dies Patienten mit paroxysmalem Vorhofflattern oder -flimmern, seltener solche mit chronischem Vorhofflimmern. Eine weitere Indikation für die Maze-Operation ist bisweilen die wenig aussichtsreichere Alternative einfacherer Verfahren, z. B. bei erheblich vergrößertem linken Vorhof.

◻ **Tab. 9.6** Therapiemöglichkeiten der epi- und endokardialen Lungenvenenisolation und ihre Modifikationen bei Vorhofflimmern

	Epikardial	Endokardial
Radiofrequenz	Atricure (Atricure) Cardioblate (Medtronic) Cobra (Estech)	Cardioblate (Medtronic)
Cryotherapie		CryoICE (Atricure) SurgiFrost (CryoCath)

Die Indikation für die weniger invasiven, vorwiegend adjuvant benutzten Ablationsverfahren wird inzwischen viel liberaler gestellt, da sie nur noch mit wenigen Risiken verbunden und relativ schnell durchzuführen sind. Aufgrund der höchsten Erfolgsrate liegen auch hier die Hauptindikationen beim paroxysmalen und beim persistierenden Vorhofflimmern. Im Gegensatz dazu ist die Indikation für das chronisch persistierende und das permanente Vorhofflimmern insbesondere bei langer Anamnese und bei erheblich vergrößertem linkem Vorhof umstritten, da eine erfolgreiche Konversion wesentlich schwieriger zu erreichen ist.

9.3.3 Operationsverfahren

Ziel aller Operationsverfahren ist die Rerhythmisierung, und wenn möglich auch die Wiederherstellung der atrialen Transportfunktion. Prinzip der Maze-Operation (»maze«: engl. Labyrinth) ist es, durch multiple Inzisionen bzw. Nähte im Vorhof dafür zu sorgen, dass sich die Erregung nur vom Sinusknoten zum AV-Knoten fortpflanzen kann. Die Erregungsfront trifft stets auf eine Barriere, bevor es zur Ausbildung vollständiger Reentry-Kreise kommt. Mit Hilfe der Lungenvenenisolationstechniken (◻ Tab. 9.6) sollen die arrhythmischen Foci isoliert und die Entstehung von Reentry-Kreisen verhindert werden. Hierzu werden Ablationsbahnen um die Lungenvenen epi- oder endokardial angelegt. Zusätzlich erfolgen weitere Ablationsbahnen, die aber nicht standardisiert sind.

▪ Maze-Operation

Der klassische Eingriff erfolgt mit Hilfe der extrakorporalen Zirkulation (bikavale Kanülierung) und mit kardioplegischem Herzstillstand. Die Hohlvenen, die Lungenvenen, das Dach des linken Vorhofs und die interatriale Grube werden vollständig

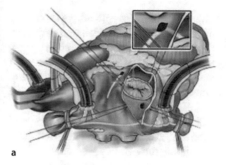
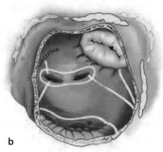

a

b

◘ Abb. 9.1 Maze IV-Operation mit Ablationslinien rechts- und linksatrial (Mit freundl. Genehmigung von Elsevier)

freigelegt. Das rechte Herzohr wird entfernt und eine senkrechte Inzision in den rechten Vorhof gelegt. Das Dach des linken Vorhofs wird inzidiert und die Schnitte zum linken Herzohr und durch das interatriale Septum weitergeführt. Unterhalb der interatrialen Grube wird der linke Vorhof eröffnet. Die Inzision wird nach dorsal bis zum inzidierten Septum erweitert. Ein weiterer Schnitt zum posterioren Mitralklappenanulus folgt. Nachdem am Koronarsinus und am Mitralklappenanulus Kryoläsionen gesetzt wurden, werden die Inzisionen wieder verschlossen. Durch diese Schnittführung werden die Crista terminalis und der Vorderrand der Fossa ovalis durchtrennt, beides sind Hauptleitungswege vom Sinusknoten zum AV-Knoten. Die Erregungsausbreitung erfolgt nun über eine geschlängelte Bahn und aktiviert so das ganze Vorhofmyokard mit Ausnahme der Pulmonalvenen und Herzohren, ehe es an den AV-Knoten gelangt.

Die heutzutage dominierenden Varianten sind die Maze III- und Maze IV-Operationen, wobei bei letzterem ein Teil der Inzisionen durch transmurale Ablationslinien ersetzt wurde und damit der Zeitbedarf und die Komplikationsrate deutlich gesenkt werden konnten (◘ Abb. 9.1). Auch komplett endoskopische Eingriffe wurden berichtet, welche dem Paradigma folgten, dass für eine erfolgreiche Ablation des Vorhofflimmerns die ganze Rückwand des linken Vorhofs isoliert und Korridore für perimitrale Makrorentrykreise eliminiert werden müssen, ebenso wie arrhythmogene Foki entlang der Lungenvenen, der oberen Hohlvene und des Koronarsinus. Das linke Herzohr ist zu entfernen (oder zu verschließen) und eine autonome Denervierung durchzuführen.

■ **Lungenvenenisolation**

Die Lungenvenenisolation sowie ihre Modifikationen (◘ Tab. 9.3) sind letztendlich eine extreme Simplifizierung der Maze-Operation. Da die arrhythmischen Foci im Wesentlichen im Bereich der Lungenvenen liegen, werden erregungsblockierende Narben (im Idealfall transmural) als Kreisbahnen um die einzelnen Ostien oder um alle Lungenvenen unter Einbeziehung der Rückwand des linken Vorhofs (sog. »box lesion«) geschaffen. Dies kann am schlagenden Herzen von epikardial und nach Kardioplegiegabe am eröffneten linken Vorhof auch von endokardialer Seite aus erfolgen, mit offenen ebenso wie mit minimal-invasiven Operationsverfahren. Epikardial wird die Ablation überwiegend mit Radiofrequenz, endokardial mit Cryotherapie und Radiofrequenz durchgeführt. Hierbei kommen Ablationsketten, -zangen und -stifte zum Einsatz.

Zusätzliche Ablationsbahnen, insbesondere zum Mitralring, zum Herzohr und zwischen den Lungenvenen, sollen die Ergebnisse verbessern. Der Stellenwert einer additiven Ablation des rechten Vorhofs zur Verhinderung eines postoperativen Vorhofflatterns ist ebenfalls noch nicht abschließend geklärt. Sicher sinnvoll sind eine Amputation oder ein interner Verschluss des linken Herzohrs, damit sich dort keine Thromben bilden können.

9.3.4 Intraoperative Probleme/Komplikationen

Die ursprüngliche Maze-Operation ist sehr aufwändig und birgt eine hohe Blutungsgefahr. Die neueren Maze-Varianten sind diesbezüglich ungefährlicher, können aber ebenfalls die mechanische Funktion der Vorhöfe kompromittieren. Frühpostoperativ können sich noch Episoden von Vorhofflimmern und -flattern bilden, da es durch das operationsbedingte Trauma zu einer Verkürzung der Refraktärperiode im Vorhof kommt, die jedoch durch Antiarrhythmika problemlos beherrscht werden können.

Die Lungenvenenisolationsverfahren sind bei vorsichtigem Vorgehen sicher durchführbar. Verletzungen benachbarter Strukturen (z. B. des Ösophagus) entstanden früher bei einer zu aggressiven endokardialen Radiofrequenzablation, heutzutage werden diese Probleme beherrscht. Allerdings sind Verletzungen der Koronararterien bei unsachgemäßer Anwendung nicht auszuschließen.

9.3.5 Ergebnisse

Der Ergebnisse der chirurgischen Verfahren müssen sich an den Erfolgen der interventionellen Techniken messen. In der einzigen prospektiven Studie, dem FAST-Trial, zeigt sich die einmalige chirurgische Radiofrequenzablation der Katheterablation bei Patienten mit vergrößertem linken Vorhof und Hypertonie mit 65 % versus 36 % Erfolgsrate nach einem Jahr (ohne Antiarrhythmika) deutlich überlegen (Boersma et al. 2012). Eine weltweite Umfrage, bei der die Patienten im Mittel 1,3 interventionelle Prozeduren erhielten, weist für das paroxysmale Vorhofflimmern eine Erfolgsrate von 75 % (ohne Antiarrhythmika) bzw. 83 % (mit Antiarrhythmika) auf, während sich persistierendes Vorhofflimmern nur zu 65 % bzw. 75 % in einen Sinusrhythmus überführen lässt. Nach einer erneuten interventionellen Ablation treten Rezidive trotz Antiarrhythmika noch in 21 % der Fälle auf (Cappato et al. 2010).

Nach einer Maze-Operation zeigen 98 % der Patienten eine atrioventrikuläre Synchronisation, wobei 89 % postoperativ keiner weiteren antiarrhythmischen Medikation mehr bedürfen. Allerdings ergibt sich eine bedeutende Schrittmacherabhängigkeit, da Patienten oftmals präoperativ ein Sick-Sinus-Syndrom haben und eine iatrogene Sinusknotenverletzung entstehen kann.

Da die ursprüngliche Maze-Operation heutzutage meist durch die einfacheren Maze III- und Maze IV-Operationen ersetzt wird, d. h. nicht mehr ausschließlich mit der »cut-and-sew«-Technik erfolgt, sind die Ergebnisse etwas schlechter (Cox et al. 1995). Beide Operationstechniken zeigen vergleichbare Ergebnisse mit einem Sinusrhythmus bei etwa 75 % der Patienten zum Zeitpunkt der Entlassung und bei etwa 90 % nach drei Monaten. Die Letalität liegt bei 2 %, ein Schrittmacher für ein Sick-Sinus-Syndrom ist in bis zu 14 % der Fälle beschrieben.

Die Ergebnisse der vereinfachten Verfahren von der simplen Lungenvenenisolation bis zu den aufwändigeren Modifikationen sind uneinheitlich und hängen in erster Linie vom präoperativen Rhythmusbefund, von der Anamnesedauer, von der Größe des linken Vorhofs und von begleitenden kardialen Eingriffen ab. Bei minimal-invasiven Eingriffen zur isolierten Vorhofflimmerablation werden für paroxysmales Vorhofflimmern Erfolgsraten von bis zu 89 % und für persistierendes Vorhofflimmern bis zu 62 % berichtet. In Kombination mit herzchirurgischen Eingriffen lassen sich mit den verschiedenen Verfahren Erfolgsraten von etwa 50–70 % erzielen, wobei keine Methode den anderen gegenüber deutlich überlegen ist. Inwieweit sich Therapieversager und Rezidive postoperativ medikamentös kontrollieren lassen und welche Ergebnisverbesserung durch eine nachfolgende interventionelle Prozedur zu erzielen ist, ist Gegenstand der aktuellen Forschung.

9.4 Eventrecorder

Mit Hilfe der implantierbaren Eventrecorder (Loop-Recorder) können EKG-Aufzeichnungen bis zu drei Jahre lang erfolgen und telemetrisch abgefragt werden. Neben der automatischen Aufzeichnung können die Daten auch manuell mit Hilfe eines kleinen Aktivierungsgerätes selbst gespeichert werden.

Die Indikation besteht hauptsächlich in der Abklärung von Synkopen, wenn alle anderen Untersuchungen keine sinnvolle Diagnose ergeben haben und eine kardiale Ursache vermutet wird bzw. ausgeschlossen werden soll. Zumeist sollen seltene Rhythmusstörungen erfasst werden, die im Langzeit-EKG nicht beurteilt werden können.

Der Eingriff erfolgt in Lokalanästhesie durch subkutanes Einsetzen des Recorders an der linken Brustseite über dem Herzen (längs der Herzachse). Kabel oder Elektroden werden nicht benötigt.

Literatur

Bayliss CE, Beanlands DS, Baird RJ (1968) The pacemaker-twiddler‹s syndrome: a new complication of implantable transvenous pacemakers. Can Med Assoc J 99: 371-373

Boersma LV, Castella M, Van Boven W, Berruezo A, Yilmaz A, Nadal M, Sandoval E, Calvo N, Brugada J, Kelder J, Wijffels M, Mont L (2012) Atrial fibrillation catheter ablation versus surgical ablation treatment (FAST): a 2-center randomized clinical trial. Circulation 125: 23-30

Burchell HB, Frye RL, Anderson MW, McGoon DC (1967) Atrioventricular and ventriculoatrial excitation inWolff-Parkinson-White syndrome (type B). Temporary ablation surgery. Circulation 36: 663-672

Cappato R, Calkins H, Chen SA, Davies W, Iesaka Y, Kalman J, Kim YH, Klein G, Natale A, Packer D, Skanes A, Ambrogi F, Biganzoli E (2010) Updated worldwide survey on the methods, efficacy, and safety of catheter ablation for human atrial fibrillation. Circ Arrhythm Electrophysiol 3: 32-38

Cox JL (1991) The surgical treatment of atrial fibrillation. IV. Surgical technique. J Thorac Cardiovasc Surg 101: 584-592

Cox JL, Schuessler RB, D'agostino HJJR, Stone CM, Chang B-C, Cain ME, Corr PB, Boineau JP (1991) The surgical treatment of atrial fibrillation: III. Development of a definitive surgical procedure. J Thorac Cardiovasc Surg 101: 569-583

Cox JL, Jaquiss RD, Schuessler RB, Boineau JP (1995) Modification of the maze procedure for atrial flutter and atrial fibrillation. II. Surgical technique of the maze III procedure. J Thorac Cardiovasc Surg 110: 485-495

Elmquist R, Senning A (1960) Implantable pacemaker for the heart. In: Smyth C (ed) Medical Electronics Proceedings of the Second International Conference on Medical Electronics., Iliffe & Sons, Paris, 24-27

Furman S, Robinson G (1958) The use of an intracardiac pacemaker in the correction of total heart block. Surg Forum 9: 245-248

Gallagher JJ, Anderson RW, Kassel J, Rice JR, Pritchett ELC, Gault JH, Harrison L, Wallace AG (1978) Cryoablation of drug-resistant ventricular tachycardia in a patient with a variant of scleroderma. Circulation 57: 190-197

Gregoratos G, Cheitlin MD, Conill A, Epstein AE, Fellows C, Ferguson TBJ, Freedman RA, Hlatky MA, Naccarelli GV, Saksena S, Schlant RC, Silka MJ (1998) ACC/AHA guidelines for implantation of cardiac pacemakers and antiarrhythmic devices: a report of the American College of Cardiology/American Heart Association Task Force on Practice Guidelines (Committee on Pacemaker Implantation). J Am Coll Cardiol 31: 1175-1209

Guiraudon GM, Campell CS, Jones DL, Mclellan JL, Mac-Donald JL (1985) Combined sino-atrial node atrio-ventricular node isolation: a surgical alternative to His bundle ablation in patients with atrial fibrillation [abstract]. Circulation 72 (suppl 3): 220

Haissaguerre M, Jais P, Shah DC, Gencel L, Pradeau V, Garrigues S, Chouairi S, Hocini M, Le Metayer P, Roudaut R, Clementy J (1996) Right and left atrial radiofrequency catheter therapy of paroxysmal atrial fibrillation. J Cardiovasc Electrophysiol 7: 1132-1144

Iwa T, Kazui T, Sugii S, Wada J (1970) Surgical treatment of Wolff-Parkinson-White syndrome. Kyobu Geka 23: 513-518

Jung W, Andresen D, Block M, Bocker D, Hohnloser SH, Kuck KH, Sperzel J (2006) Guidelines for the implantation of defibrillators. Clin Res Cardiol 95: 696-708

Klein HH, Krämer A, Pieske BM, Trappe H-J, de Vries H (2010) Fahreignung bei kardiovaskulären Erkrankungen. Kardiologe 4: 441-473

Lemke B, Nowak B, Pfeiffer D (2005) Leitlinien zur Herzschrittmachertherapie. Z Kardiol 94: 704-720

Mirowski M, Reid PR, Mower MM, Watkins L, Gott VL, Schauble JF, Langer A, Heilman MS, Kolenik SA, Fischell RE, Weisfeldt ML (1980) Termination of malignant ventricular arrhythmias with an implanted automatic defibrillator in human beings. N Engl J Med 303: 322-324

Scheinman MM, Morady F, Hess DS, Gonzalez R (1982) Catheter-induced ablation of the atrioventricular junction to control refractory supraventricular arrhythmias. JAMA 248: 851-855

Sealy WC, Hattler BGJ, Blumenschein SD, Cobb FR (1969) Surgical treatment of Wolff-Parkinson-White syndrome. Ann Thorac Surg 8: 1-11

Seldinger SI (1953) Catheter replacement of the needle in percutaneous arteriography: A new technique. Acta Radiol 39: 368-376

Sonstige Eingriffe

Christof Schmid

C. Schmid, *Leitfaden Erwachsenenherzchirurgie*,
DOI 10.1007/978-3-642-34589-0_10, © Springer-Verlag Berlin Heidelberg 2014

10.1 Herztumoren

Herztumoren sind selten. Etwa 70 % aller Herztumoren sind gutartig, und nur bei 30 % besteht die Möglichkeit einer Invasion oder Metastasierung. Bahnson u. Newman (1953) entfernten 1953 erstmals ein rechtsatriales Myxom mittels »inflow occlusion«, Crafoord (1955) gelang es 1954, ein linksatriales Myxom mit Hilfe der extrakorporalen Zirkulation zu exzidieren.

10.1.1 Anatomie/Pathologie

Die häufigsten Herztumoren sind Myxome. Sie können in allen Herzkammern vorkommen, finden sich jedoch zu 75 % im linken Vorhof (18 % im rechten Vorhof). In der Regel entspringen sie gestielt im Bereich der Fossa ovalis und prolabieren in die Mitralklappenöffnung. Eine familiäre Häufung mit dominanter Vererbung findet sich in 5 % der Fälle.

10.1.2 Operationsindikation

Per se stellt jeder Tumor im Herzen eine Operationsindikation dar. Meist ist der Tumor ein Zufallsbefund bei der Evaluation von Patienten. Bei einem großen Myxom weisen die Patienten in der Regel die typischen Symptome einer Mitralstenose auf, kleine sind asymptomatisch. Arterielle (zerebrale) Embolien finden sich in annähernd 50 % der Fälle.

10.1.3 Operationsverfahren

Die Exstirpation eines Myxoms erfolgt mit Hilfe der extrakorporalen Zirkulation und im kardioplegischen Herzstillstand. Der Zugang richtet sich nach der Tumorlokalisation, häufig werden der linke und der rechte Vorhof wie bei der Mitralchirurgie eröffnet und der Tumor einschließlich Stiel und septalem Ursprung reseziert. Das Vorhofseptum kann mit Hilfe eines Perikardflickens wieder rekonstruiert werden. Sind ausgedehntere Rekonstruktionen notwendig, bieten sich Rinderperikard und Gore-Tex® an.

Bei ventrikulären Tumoren hängt die operative Technik vom Tumortyp ab. Gutartige Tumoren (Lipome, papilläre Fibroelastome, Rhabdomyome, Hämangiome usw.) können teilweise enukleiert werden, wogegen maligne Tumoren (Sarkome, Mesotheliome, Lymphome) aufgrund der schlechten Prognose radikal reseziert werden sollten.

10.1.4 Intraoperative Probleme/Komplikationen

Große Myxome können u. U. schwierig in toto zu entfernen sein. Eine Fragmentierung des Tumors sollte jedoch verhindert werden. Ausgedehnte Rekonstruktionen am Vorhof sind komplikationsträchtig, Blutungen und Thrombusbildung sind möglich. Bei einer Tumorinvasion des Myxoms in die Ventrikel kann eine kurative Resektion u. U. nicht möglich sein. In diesen Fällen ist die Indikation für eine Herztransplantation als einzig kurative Maßnahme zu prüfen. Bei malignen Tumoren bleibt nur die Möglichkeit einer zumeist palliativen Radiochemotherapie.

10.1.5 Ergebnisse

Das Risiko der Myxomexzision beträgt < 5 %. Die Langzeitprognose ist gut, die Rezidivrate liegt bei 1–3 %. Eine Ausnahme hiervon sind die familiären Myxome, bei denen Rezidivraten von 30–75 % beschrieben sind.

Bei malignen Tumoren bestimmen die Radikalität des Eingriffs bzw. eine vorhandene Metastasierung die Prognose.

10.2   V. -cava-Tumoren

10.2.1 Anatomie/Pathologie

Primäre V. -cava-Tumoren (z. B. Sarkome) sind eine extreme Seltenheit und wachsen lokal infiltrativ. Die meisten Tumoren in der V. cava inferior entspringen jedoch im Bereich einer Niere (z. B. das Hypernephrom) und wachsen zapfenförmig ohne größere Infiltration der Venenwand über eine Nierenvene in die V. cava inferior und nach kranial bis in das rechte Herz. Je nach Tumortyp kann es durch Tumorfragmentation zu Lungenembolien kommen.

10.2.2 Operationsindikation

Eine Indikation zur Tumorexstirpation kann im Rahmen einer potenziell kurativen Tumornephrektomie erfolgen, nur selten palliativ bei drohender Herzinsuffizienz. Voraussetzung ist stets, dass keine Kontraindikationen für den Einsatz einer Herz-Lungen-Maschine vorliegen und ein sogenannter komparativer Nutzen gegeben ist.

10.2.3 **Operationsverfahren**

Die Operationstechnik richtet sich nach dem Ausmaß des Tumorwachstums. Ist nur die infrahepatische V. cava befallen, erfolgt der Eingriff ohne extrakorporale Zirkulation lediglich durch Abklemmen der V. cava. Beim intrahepatischen oder kardialen Befall ist der Anschluss der Herz-Lungen-Maschine ratsam. Hierbei kann das Einbringen der venösen Kanüle bei ausgeprägtem intrakavitären Tumorwachstum schwierig sein, ggf. müssen die obere Hohlvene oder die Pulmonalarterie kanüliert werden. Die untere Hohlvene wird, soweit möglich, auf ganzer Länge dargestellt. Die Tumorexstirpation im Herzen erfolgt am besten in tiefer Hypothermie mit Kreislaufstillstand, da die V. cava infrakardial tumorbedingt schlecht abzuklemmen ist. Auch beim Ausräumen der V. cava inferior ist ein Kreislaufstillstand vorzuziehen. Das hat den Vorteil eines trockenen Operationsfeldes mit guter Sicht, Tumorpartikel werden nicht in den Kreislauf verschleppt und Stauungsproblematiken seitens abdomineller Organe treten nicht auf. Bei einer Infiltration der Venenwand kann diese lokal reseziert und durch einen Gore-Tex®-Flicken, eine Gore-Tex®-Rohrprothese oder xenogenes Perikard ersetzt werden. Bei einer ausgedehnten Kollateralisation können die V. cava auch reseziert und auf eine Rekonstruktion verzichtet werden (Diskontinuitätsoperation).

10.2.4 **Intraoperative Probleme/Komplikationen**

Bei einem Hypernephrom als Grunderkrankung sollte normalerweise die Nephrektomie zuerst erfolgen, danach mit Hilfe der Herz-Lungen-Maschine die Desobliteration der V. cava. Dieses Vorgehen vermindert das Blutungsrisiko bei der Nephrektomie. Sollte es dennoch Komplikationen geben, kann der Eingriff nach der Nephrektomie abgebrochen werden und die Desobliteration der V. cava zweizeitig erfolgen.

Ein Tumorwachstum durch die Trikuspidalklappe kann zu einer Erweiterung des Klappenanulus mit nachfolgender Trikuspidalinsuffizienz führen, sodass eine Anuloplastik notwendig werden kann.

10.2.5 **Ergebnisse**

Die Prognose hängt vom Ausmaß der Verlegung der V. cava durch den Tumor, dem lokalen Tumorwachstum und der Radikalität der Operation ab. Ohne Operation ist die Prognose bei intrakavalem Tumorwachstum extrem schlecht, insbesondere bei atrialer Beteiligung. Bei operativer Versorgung weisen die wenigen kleinen Patientenkollektive überraschend gute Ergebnisse auf (z. B. 2-Jahres-Überlebensrate 75 %), daher erscheint eine liberale Operationsindikation gerechtfertigt.

10.3 Lungenembolie

Bei ihr werden die Pulmonalarterien oder ihre Äste zumeist durch Thromben verlegt, andere Ursachen können Fett (Polytrauma), Luft und Fruchtwasser sein. Die meisten Embolien betreffen die Lungenunterlappen, rechts häufiger als links. Schätzungen zufolge sterben in Deutschland jährlich 50000–100000 Patienten an einer Lungenembolie.

Chirurgische Verfahren zur Thrombektomie einer Pulmonalarterie wurden bereits 1908 durch Trendelenburg (1908) beschrieben und 1924 durch Kirschner (1924) erstmals erfolgreich angewendet. Nach Einführung der extrakorporalen Zirkulation führte Sharp (1962) 1961 mit ihrer Hilfe die erste erfolgreiche Embolektomie durch. Eine pulmonale Embolektomie bei chronisch rezidivierenden Lungenembolien wurde bereits 1960 durch Allison (Allison et al. 1960) durchgeführt, erreichte aber erst durch Daily (Daily et al. 1980) Anfang der 1980er Jahre eine größere Verbreitung bzw. Akzeptanz.

10.3.1 Anatomie/Pathologie

Etwa 80 % der Thromben bei einer akuten Lungenembolie stammen aus Phlebothrombosen im tiefen Bein-Beckenvenensystem, wesentlich seltener kommen sie aus dem rechten Herzen oder dem Gebiet der oberen Hohlvene (z. B. zentraler Venenkatheter). Am häufigsten entstehen die Thrombosen in den unteren Extremitäten, links häufiger als rechts (Abflussbehinderung der V. iliaca communis an der Kreuzung mit der Arterie).

Ätiologisch ist der von Virchow 1856 beschrieben Trias bedeutsam (Virchow 1856):
1. Endothelverletzung,
2. verlangsamte Blutströmung und
3. veränderte Blutzusammensetzung.

Zu den wichtigsten Risikofaktoren gehören
- Immobilisation (v. a. postoperativ!),
- Adipositas,
- Herzinsuffizienz,
- Schwangerschaft,
- Gerinnungsstörungen,
- Tumoren,
- Ovulationshemmer.

Bei einer akuten Lungenembolie kann ein 50 %iger Verschluss des Gefäßbetts aufgrund der großen Gefäßkapazitätsreserve ohne Drucksteigerung toleriert werden. Bei einer schon vorgeschädigten Lunge können aber schon wesentlich kleinere Embolien zu massiven Druckanstiegen und zum Rechtsherzversagen führen.

Rezidivierenden Lungenembolien mit progressiver Obliteration der Lungenstrombahn führen zum Cor pulmonale, wobei die Prognose vom pulmonalarteriellen Druck (5-Jahres-Überlebensrate 30 % bei PA-Druck 30–50 mmHg, etwa 10 % bei PA-Druck > 50 mmHg) bzw. dem Schweregrad der Rechtsherzinsuffizienz und dem Ausmaß der Hypoxämie bestimmt wird.

10.3.2 Operationsindikation

Im Zeitalter der Lyse ist nur noch selten eine Indikation für eine operative Thrombektomie bei akuter Lungenembolie gegeben. Sie kann gestellt werden, wenn der Patient keine Kontraindikationen für die Verwendung einer Herz-Lungen-Maschine hat und eine schwere bis fulminante Lungenembolie mit hämodynamisch signifikanter Obstruktion der zentralen Pulmonalarterien (50–75 % des Lumens) vorliegt.

Führen rezidivierende Lungenembolien zu einer progressiven Obliteration der zentralen Pulmonalgefäße mit konsekutiver Kompromittierung der Rechtsherzfunktion, kann ebenfalls eine Indikation für eine chirurgische Sanierung gestellt werden. Die Indikation wird gestellt

— bei einer Verlegung der zentralen Lungenstrombahn um 50–75 %,
— bei einem systolischen pulmonalarteriellen Druck > 50 mmHg,
— einem pulmonalvaskulären Widerstand ab etwa 400–500 dyn×s/cm^5,
— im NYHA-Stadium III.

10.3.3 Operationsverfahren

Bei einer akuten Lungenembolie wird der Patient zunächst an eine Herz-Lungen-Maschine angeschlossen. Dies ist auch unter Reanimationsbedingungen möglich. Am flimmernden Herzen wird die Pulmonalarterie zwischen zwei Haltenähten längs eröffnet. Die zentralen Thromben können zumeist direkt gefasst werden. Mit Hilfe kleiner Ballonkatheter (Fogarty-Katheter) werden nachfolgend die nicht einsehbaren Bereiche der beiden Pulmonalarterien thrombektomiert. Hilfreich sind eine Eröffnung beider Pleuren und ein Ausmassieren der Lungen nach zentral. Abschließend werden die Pulmonalarterie wieder verschlossen, das Herz defibrilliert und die extrakorporale Zirkulation beendet.

Die sog. chronische Lungenembolie wird ebenfalls mit Hilfe der extrakorporalen Zirkulation angegangen. Allerdings erfolgt die Thrombektomie bei chronisch rezidivierenden Lungenembolien im hypothermen Kreislaufstillstand, da der Operationssitus aufgrund der pulmonalen Rückblutung sonst zu unübersichtlich ist. Beide Pulmonalarterien werden intra- oder extraperikardial bis in die Lobärgefäße, im Unterlappenbereich evtl. sogar bis in die Segmentebene, unter Schonung des N. phrenicus präpariert. Eine Freilegung und anteriore Retraktion der oberen Hohlvene erleichtern hierbei die Exposition auf der rechten Seite. Nach Inzision der Gefäße werden die Thromben abgelöst, was oftmals nur über eine Endarteriektomie möglich ist. Mit dem Verschluss der Pulmonalgefäße werden der Kreislaufstillstand und nachfolgend auch die extrakorporale Zirkulation wieder beendet.

10.3.4 Intraoperative Probleme/Komplikationen

Intraoperative Probleme bei Thrombektomien akuter Lungenembolien entstehen in der Regel nur bei notfallmäßigen Eingriffen. Bei mehr oder weniger elektiven Operationen am flimmernden Herzen lässt sich die extrakorporale Zirkulation zumeist einfach beenden. Gelangt der Patient dagegen unter externer Herzmassage in den Operationssaal, kann die Entwöhnung von der Herz-Lungen-Maschine aufgrund der emboliebedingten rechtsventrikulären Dekompensation und der zusätzlichen reanimationsbedingten Begleitumstände schwierig sein.

Das Hauptproblem der Thrombektomien bei chronisch rezidivierenden Embolien im hypothermen Kreislaufstillstand mit weit reichender Eröffnung der Lungengefäße ist die Blutung, da die Pulmonalarterien nach einer Endartherektomie relativ fragil sind und die Gerinnung durch den Kreislaufstillstand erheblich kompromittiert wird. Eine Schädigung des N. phrenicus kann bei adäquater Operationstechnik vermieden werden.

10.3.5 Ergebnisse

Die Ergebnisse hängen bei der akuten Lungenembolie in erster Linie von der Dringlichkeit des Eingriffs bzw. der hämodynamischen Situation des Patienten vor dem Eingriff ab. Präoperativ stabile Patienten weisen eine Letalität von etwa 5–40 % auf, bei einem Eingriff unter Reanimationsbedingungen erreicht diese etwa 30–50 %.

Bei chronischen Lungenembolien liegt die 30-Tage-Sterblichkeit der Thrombektomien zwischen 6 und 19 %.

Literatur

Allison PR, Dunnill MS, Marshall R (1960) Pulmonary embolism. Thorax 15: 273-283

Bahnson HT, Newman EV (1953) Diagnosis and surgical removal of intracavitary myxoma of the right atrium. Bull Johns Hopkins Hosp 93: 150-163

Crafoord C (1955) Discussion on mitral stenosis and mitral insufficiency. In: Lam C (ed) Proceedings of the International Symposium on Cardiovascular Surgery, Henry Ford Hospital, Detroit., WB Saunders, Philadelphia, S 202-211

Daily PO, Johnston G, Simmons CJ, Moser KM (1980) Surgical management of chronic pulmonary embolism: surgical treatment and late results. J Thorac Cardiovasc Surg 79: 523-531

Kirschner M (1924) Ein durch die Trendelenburgsche Operation geheilter Fall von Embolie der Arteria pulmonalis. Arch Klin Chir 133: 312-359

Sharp EH (1962) Pulmonary embolectomy: Successful removal of a massive pulmonary embolus with the support of cardiopulmonary bypass. A case report. Ann Surg 156: 1-4

Trendelenburg F (1908) Über die operative Behandlung der Embolie der Lungenarterie. Arch Klin Chir 86: 686-700

Virchow RLK (1856) Thrombose und Embolie: Gefässentzündung und septische Infektion. In: Gesammelte Abhandlungen zur wissenschaftlichen Medicin., Von Meidinger & Sohn, Frankfurt am Main, S 219-732

Anhang

C. Schmid, *Leitfaden Erwachsenenherzchirurgie*,
DOI 10.1007/978-3-642-34589-0, © Springer-Verlag Berlin Heidelberg 2014

A1   Klappentypen

Name	Typ	Jahr
Mechanische Klappen		
Gott	Flügel	1963
Hufnagel	Ball	1963
Magovern-Cromie	Ball	1963
Kay-Suzuki	Kippscheibe	1964
Starr Edwards 1000	Ball	1964
Starr Edwards 6000	Ball	1964
Kay-Shiley	Kippscheibe	1965
Smeloff Cutter	Ball	1966
Starr Edwards 1200	Ball	1966
Starr Edwards 6120	Ball	1966
Cross-Jones	Kippscheibe	1967
Harken P2	Kippscheibe	1967
Starr Edwards 2300	Ball	1967
Starr Edwards 6300	Ball	1967
Wada	Kippscheibe	1967
Braunwald-Cutter	Ball	1968
Braunwald-Cutter/M/T	Ball	1967
Starr Edwards 2310	Ball	1968
Starr Edwards 6310	Ball	1968
Starr Edwards 6500	Kippscheibe	1968
Björk-Shiley TSD	Kippscheibe	1969
De Bakey-Surgitool	Ball	1969
Starr Edwards 2320	Ball	1970
Starr Edwards 6520	Kippscheibe	1970

Name	Typ	Jahr
Mechanische Klappen (Fortsetzung)		
Cooley-Cutter/M/T	Kippscheibe	1971
Starr Edwards 2400	Ball	1972
Cooley-Cutter	Kippscheibe	1973
Beall	Kippscheibe	1974
Björk-Shiley	Kippscheibe	1975
Lillehei-Kaster 500/300	Kippscheibe	1975
Medtronic Hall 7700/A,M	Kippscheibe	1977
St. Jude Medical	Doppelflügel	1977
Omniscience	Kippscheibe	1978
Björk-Shiley MS	Kippscheibe	1981
Duromedics	Doppelflügel	1982
Biologische Klappen		
Shumway Angell	Frischgewebe	1969
Hancock	Schwein	1969
Zerbini	Dura mater	1971
Carpentier	Schwein	1975
Angell-Shiley	Schwein	1976
Ionescu-Shiley	Perikard	1976
Mitroflow	Perikard	1982

A2   Aktuell in Deutschland verfügbare Herzklappen

	Biologisch	Mechanisch	TAVI
Edwards	CE Perimmount		Edwards Sapien
	CE Perimount Magna		
	CE Perimount Magna Ease		
Medtronic	Mosaik		Corevalve
	Hancock II		Engager
	Freestyle		Melody[b]
	3f Enable[a]		
On-X	Standard		
	Conform X		
SJM	Epic	Masters	Portico
	Trifecta	Master HP	
		Regent	
Sorin	Mitroflow	Bicarbon Fitline	
	Pericarbon	Bicarbon Overline	
	Soprano Armonia	Bicarbon Slimline	
	Freedom Solo	Carbomedics Optiform	
	Pericarbon Freedom	Carbomedics Orbis	
	Perceval S[a]	Carbomedics Reduced	
		Carbomedis Top Hat	
		Carbomedics Standard	
Symetis			Acurate TA
Vascutec /Terumo	Elan		
	Aspire		

[a] Sutureless Klappe
[b] Pulmunalklappe

A3 Kardioplegielösungen

Bretschneider-Lösung:	Histidin	180,0 mmol/l
	Mannit	30,0 mmol/l
	Histidin×HCl (H_2O)	18,0 mmol/l
	Natriumchlorid	15,0 mmol/l
	Kaliumchlorid	9,0 mmol/l
	Magnesiumchlorid (6 H_2O)	4,0 mmol/l
	Kaliumhydrogen-2-oxoglutarat	1,0 mmol/l
	Tryptophan	2,0 mmol/l
St.-Thomas-Lösung:	Natriumchlorid	110,0 mmol/l
	Kaliumchlorid	16,0 mmol/l
	Magnesiumchlorid	16,0 mmol/l
	Natriumhydrogencarbonat	10,0 mmol/l
	Calciumchlorid	1,2 mmol/l
University of Wisconsin-Lösung:	Kaliumlactobionat	100,0 mmol/l
	Raffinose	30,0 mmol/l
	Kaliumphosphat	25,0 mmol/l
	Magnesiumsulfat	5,0 mmol/l
	Adenosin	5,0 mmol/l
	Glutathion	3,0 mmol/l
	Allopurinol	1,0 mmol/l
	HAES (Polyhydroxyethylstärke)	5,0 %
	Heparin	1000 IE/l
Celsior®-Lösung:	Natriumhydroxid	100,0 mmol/l
	Laktobionat	80,0 mmol/l
	Mannitol	60,0 mmol/l
	Histidin	30,0 mmol/l

	Glutamat	20,0 mmol/l
	Kaliumchlorid	15 mmol/l
	Magnesiumchlorid (6 H_2O)	13,0 mmol/l
	Glutathion	3,0 mmol/l
	Calciumchlorid (2 H_2O)	0,25 mmol/l
Blutkardioplegie nach Buckberg (4:1-Mischung im Blut)		
Kalte Induktion:	Glukose×H_2O	92,42 mmol/l
	Kaliumchlorid	34,91 mmol/l
	Natriumchlorid	16,12 mmol/l
	Trometamol	14,45 mmol/l
	Natriumcitrat×2H_2O	2,60 mmol/l
	Natriumdihydrogenphosphat×2H_2O	0,47 mmol/l
	Zitronensäure×2H_2O	0,45 mmol/l
Kalte Reinfusion:	Glukose ×H_2O	96,93 mmol/l
	Trometamol	18,30 mmol/l
	Natriumchlorid	16,90 mmol/l
	Kaliumchlorid	12,21 mmol/l
	Natriumcitrat×2H_2O	2,73 mmol/l
	Natriumdihydrogenphosphat×2H_2O	0,49 mmol/l
	Zitronensäure×2H_2O	0,48 mmol/l
»hot shot«:	Glukose×H_2O	102,26 mmol/l
	Natriumglutamat×H_2O	28,14 mmol/l
	Natriumaspartat×H_2O	27,92 mmol/l
	Trometamol	26,61 mmol/l
	Natriumchlorid	15,55 mmol/l
	Kaliumchlorid	14,79 mmol/l
	Natriumcitrat×2H_2O	9,91 mmol/l
	Natriumdihydrogenphosphat×2H_2O	1,78 mmol/l
	Zitronensäure×2H_2O	1,73 mmol/l

A4 Extrakorporale Zirkulation bei HIT

- **Danaparoid (Orgaran)**

Heparinoid, das aus der Schweinedarmmukosa gewonnen wird und aus drei verschiedenen Glykosaminoglykanen (84 % Heparansulfat) besteht. Wirkt über eine Steigerung der Inaktivierung des Faktors Xa durch Antithrombin.

- Keine Neutralisierung durch Protamin
- Elimination über Leber und Niere, Halbwertszeit 25 h
- Priming der Herz-Lungen-Maschine: 3000 E
- i.V. Bolus: 100 E/kg
- Infusion: 200 E/h (nach Bypassbeginn bis 30 min vor Bypassende)
- Kontrollparameter: anti-FXa-Aktivität, Zielspiegel 1,2–1,5 E/ml

- **Rekombinantes Hirudin**

Hirudin ist ein Polypeptid, das im Speichel den Blutegels Hirudo medicinalis vorkommt. Es bildet mit Thrombin einen Komplex und blockiert dadurch dessen enzymatische Aktivität.

- Keine Neutralisierung durch Protamin
- Halbwertszeit 1,3 h
- Priming der Herz-Lungen-Maschine: 0,2 mg/kg
- i.V. Bolus: 0,25 mg/kg
- Infusion: 0,5 mg/min (nach Bypassbeginn bis 15 min vor Bypassende)
- Kontrollparameter: Ecarin-Clotting-Time (ECT), Hirudinzielspiegel 3,5–5,0 µg/ml

- **Bilvalirudin (Angiox)**

Synthetischer direkter und spezifischer Thrombininhibitor (Polypeptid aus 20 Aminosäuren) von löslichem und in Gerinnsel gebundenem Thrombin.

- Keine Neutralisierung möglich
- Eliminierung durch proteolytischen Abbau (renal nur 20 %), Halbwertszeit 25–34 min
- Priming der Herz-Lungen-Maschine: 50 mg
- i.v. Bolus: 1 mg/kg
- Infusion: 2,5 mg/kg/h
- Kontrollparameter: Kaolin-ACT > 400 s, Ecarin-Clotting-Time (ECT)

- **Argatroban (Argatra)**

Synthetischer direkter Thrombininhibitor (Arginin-Analogon) von löslichem und in Gerinnsel gebundenem Thrombin.

- Keine Neutralisierung möglich
- Eliminierung über die Leber, Halbwertszeit 52 min
- Priming der Herz-Lungen-Maschine: 4200 µg

— i.v. Bolus: 0,3–1 mg/kg
— Infusion: 2–40 μg/kg/min, (meistens 5–10 μg/kg/min)
— Kontrollparameter: ACT > 400 s,

A5 Thrombozytenaggregationshemmer in der Herzchirurgie

❑ Tab. A.1 Thrombozytenaggregationshemmer in der Herzchirurgie (Ferraris et al. 2012)

Media- ment	Mechanimus der Thrombo- zytenhem- mung	Revsersi- bilität	Verabrei- chung	Elimina- tions- halbwert- zeit	Erholungs- zeit der Thrombo- zytenfunk- tion
Aspirin	COX-1-Hem- mer	irreversibel	oral (1×täglich)		Bildung neuer Thrombo- zyten
Thieno- pyridine: Ticlopidine Clopidogrel Prasugrel	ADP P2Y12- Rezeptoranta- gonist	irreversibel	oral (2×täglich)		Bildung neuer Thrombo- zyten
Ticagrelor	ADP P2Y12- Rezeptoranta- gonist	reversibel nicht kompetitiv	oral (2×täglich)	7 h	80 % Erho- lung inner- halb 72 h
Abciximab	Fibrinogen- Rezeptoranta- gonist (GP IIb/IIIa)	monoklo- naler Antikörper	intravenös		≥ 50 % Erholung innerhalb 48 h
Eptifibatide	Fibrinogen- Rezeptoranta- gonist (GP IIb/IIIa)	reversibel	intravenös	2,5 h	50 % Erho- lung inner- halb 4 h

◻ Tab. A.1 (Fortsetzung)

Media-ment	Mechanimus der Thrombo-zytenhem-mung	Revsersibi-lität	Verabrei-chung	Elimina-tions-halbwert-zeit	Erholungs-zeit der Thrombo-zytenfunk-tion
Tirofiban	Fibrinogen-Rezeptoranta-gonist (GP IIb/IIIa)	reversibel	intravenös	2 h	4–8 h
Cilostazol	PDE-Hemmer	reversibel	oral (2×täglich)	11–13 h	
Dipyridamol	PDE-Hemmer und andere Mechanismen		oral	11 h	

A6 Herzchirurgisch relevante Leitlinien

A6.1 Deutschland

- **Internet**
- www.awmf.org
- www.versorgungsleitlinien.de

- **AWMF**
- Infarkt-bedingter kardiogener Schock - Diagnose, Monitoring und Therapie (2010)
- Prophylaxe der infektiösen Endokarditis (2007)
- Diagnostik und Therapie der Venenthrombose und der Lungenembolie
- Prophylaxe der venösen Thromboembolie (VTE) (2010)

- **Nationale Versorgungsleitlinien der BÄK, KBV, AWMF**
- Chronische KHK (2012)
- Chronische Herzinsuffizienz (2012)

- **Deutsche Gesellschaft für Thorax-, Herz- und Gefäßchirurgie (DGTHG)**
- Intensivmedizinische Versorgung herzchirurgischer Patienten – Hämodynamisches Monitoring und Herz-Kreislauf-Therapie

- **Deutsche Gesellschaft für Mund-, Kiefer- und Gesichtschirurgie (DGMKG)**
- Zahnärztlich-chirurgische Sanierung vor Herzklappenersatz (2012)

- **Deutsche Schlaganfall-Gesellschaft (DSG)**
- Akuttherapie des ischämischen Schlaganfalls (2008)

A6.2 Europa

- **Internet**
- www.escardio.org

- **European Society of Cardiology (ESC)**
- Guidelines on myocardial revascularization (2010)
- Management of acute myocardial infarction in patients presenting with persistent ST-segment elevation (2008)
- Antiplatelet Agents (Expert Consensus Document on the Use of) (2004)
- Valvular Heart Disease (Management of) (2007)
- Infective Endocarditis (Guidelines on Prevention, Diagnosis and Treatment of) (2009)
- Aortic Dissection (Diagnosis and Management of) (2001)
- Guidelines for the diagnosis and treatment of acute and chronic heart failure (2008)
- Focused Update of ESC Guidelines on device therapy in heart failure. An update (2010)
- Guidelines for the management of atrial fibrillation (2010)
- Supraventricular Arrhythmias (ACC/AHA/ESC Guidelines for the Management of Patients with) (2003)
- Ventricular Arrhythmias and the Prevention of Sudden Cardiac Death (ACC/AHA/ESC Guidelines for Management of Patients with) (2006)
- Cardiac Pacing and Cardiac Resynchronisation Therapy (2007)
- Acute Pulmonary Embolism (Diagnosis and Management of) (2008)
- Pulmonary Hypertension (Guidelines on Diagnosis and Treatment of) (2009)
- Pericardial Diseases (Guidelines on the Diagnosis and Management of) (2004)

- **Society for Cardiothoracic Surgery in Great Britain & Ireland (SCTS)**
- European Guidelines for Resuscitation after Cardiac Surgery (2011)

A6.3 USA

- **Internet**
- www.ctsnet.org
- www.sts.org

- **American College of Cardiology Foundation (ACC)/American Heart Association (AHA)**
- ACCF/SCAI/STS/AATS/AHA/ASNC 2009 Appropriateness Criteria for Coronary Revascularization
- ACC/AHA 2004 Guideline Update for Coronary Artery Bypass Graft Surgery
- ACC/AHA 2006 Guidelines for the Management of Patients With Valvular Heart Disease: A Report of the American College of Cardiology/American Heart Association Task Force on Practice Guidelines (Writing Committee to Revise the 1998 Guidelines for the Management of Patients With Valvular Heart Disease): Developed In Collaboration With the Society of Cardiovascular Anesthesiologists: Endorsed by the Society for Cardiovascular Angiography and Interventions and the Society of Thoracic Surgeons
- 2009 Focused Update: ACCF/AHA Guidelines for the Diagnosis and Management of Heart Failure in Adults
- ACC/AHA/HRS 2008 Guidelines for Device-Based Therapy of Cardiac Rhythm Abnormalities: Executive Summary : A Report of the American College of Cardiology/American Heart Association Task Force on Practice Guidelines (Writing Committee to Revise the ACC/AHA/NASPE 2002 Guideline Update for Implantation of Cardiac Pacemakers and Antiarrhythmia Devices): Developed in Collaboration With American Association for Thoracic Surgery and Society of Thoracic Surgeons
- ACC/AHA/ESC 2006 Guidelines for the Management of Patients With Atrial Fibrillation

- **Society of Thoracic Surgeons (STS)**
- The Society of Thoracic Surgeons Practice Guideline Series: Antibiotic Prophylaxis in Cardiac Surgery, Part I+II: Duration (2006+2007)
- The Society of Thoracic Surgeons Practice Guideline Series: Aspirin and Other Antiplatelet Agents During Operative Coronary Revascularization (Executive Summary) (2005)
- HRS/EHRA/ECAS Expert Consensus Statement on Catheter and Surgical Ablation of Atrial Fibrillation: Recommendations for Personnel, Policy, Procedures and Follow-Up (2007)
- Perioperative Blood Transfusion and Blood Conservation in Cardiac Surgery: The Society of Thoracic Surgeons and The Society of Cardiovascular Anesthesiologists Clinical Practice Guideline (2007)

- The Society of Thoracic Surgeons Practice Guideline Series: Blood Glucose Management During Adult Cardiac Surgery (2009)
- Gender-Specific Practice Guidelines for Coronary Artery Bypass Surgery: Perioperative Management (2005)
- Expert Consensus Document on the Treatment of Descending Thoracic Aortic Disease Using Endovascular Stent-Grafts (2008)

A7   Formeln

Body-mass-Index=Gewicht/(Körpergröße)^2 (Normal 19–25 kg/m^2)   (A.1)

Körperoberfläche [m^2]=(Größe [cm]×Gewicht [kg])/3600$^{1/2}$ (A.2)
(nach Mosteller 1987)

Körperoberfläche [m^2]=0,024265×Gewicht [kg]^{0,5378}×Größe [cm]^{0,3964} (A.3)
(nach Haycock et al. 1978)

Körperoberfläche [m^2]=0,007184×Größe [cm]^{0,725}×Gewicht [kg]^{0,425} (A.4)
(nach Du Bois u. Du Bois 1916)

Körperoberfläche [m^2]=0,0235×Größe [cm]^{0,42246}×Gewicht [kg]^{0,51456} (A.5)
nach Gehan u. George 1970)

$$HZV \ [l/min] = \frac{VO_2 \times 10}{1,34 \times Hb \times SO_2 \ (a-v)} \qquad (A.6)$$

VO_2 (Sauerstoffaufnahme) [ml/min] = Tabellenwert × Körperoberfläche
1,34 = Hüfner-Zahl [ml/g]
So_2 = O_2-Sättigungsdifferenz arteriovenös (keine Einheit)

$$Schlagvolumen \ [ml] = \frac{HZV}{HF} \qquad (A.7)$$

$$Herzindex \ [l/min \ und \ m^2] = \frac{HZV}{K\ddot{O}} \qquad (A.8)$$

Left ventricular stroke work = SV × (MAP – PC) × 0,316   (A.9)

$$PVR \ [dyn \times s/cm^5] = \frac{PA_{mittel} - PC}{HZV} \times 80 \qquad (A.10)$$

◻ Tab. A.1 Durchschnittliche O_2-Aufnahme pro m^2

Alter [Jahre]	♂ [ml/min/m2]	♀ [ml/min/m²]
18	157	134
19	152	134
20–21	150	130
22–23	148	130
24–27	145	129
28–29	144	129
30–34	142	129
35–39	140	129
40–44	138	129
45–49	136	126
50–54	134	123
55–59	130	120
60–64	128	118
65–69	125	116

$$\text{SVR [dyn} \times \text{s/cm}^5] = \frac{RR_{mittel} - ZVD}{HZV} \times 80 \tag{A.11}$$

$$\text{Mitralklappengradient [mmHG]} = \frac{HZV/(DFZ \times HF)}{37{,}7 \sqrt{MDG}} \quad \text{(Gorlin-Formel)} \tag{A.12}$$

$$\text{Aortenklappengradient [mmHG]} = \frac{HZV/(SAZ \times HF)}{44{,}5 \sqrt{MG}} \quad \text{(Gorlin-Formel)} \tag{A.13}$$

$$\text{Blutvolumen} = \frac{(2626 \times K\ddot{O}) + (74 \times \text{Gewicht})}{2} \tag{A.14}$$

$$\text{Erwarteter Hämatokrit} = \frac{Hk_{aus} \times BV}{PV + BV} \tag{A.15}$$

A7.1   Abkürzungen

BV: Blutvolumen
DF: Diastolische Füllungsdauer pro Herzschlag
HF: Herzfrequenz
HK_{aus}: Hämatokritausgangswert
KÖ: Körperoberfläche
MDG: mittlerer diastolischer Gradient
MG: mittlerer Gradient
PV: Primingvolumen
SAZ: systolische Auswurfsdauer pro Herzschlag

A7.2   Literatur

Du Bois D, Du Bois EF (1916) A formula to estimate the approximate surface area if height and
    weight be known. Arch Intern Med 17: 863-871
Ferraris VA, Saha SP, Oestreich JH, Song HK, Rosengart T, Reece TB, Mazer CD, Bridges CR, Despotis
    GJ, Jointer K, Clough ER (2012) 2012 update to the Society of Thoracic Surgeons guideline on
    use of antiplatelet drugs in patients having cardiac and noncardiac operations. Ann Thorac
    Surg 94: 1761-1781
Gehan EA, George SL (1970) Estimation of human body surface area from height and weight. Can-
    cer Chemother Rep 54: 225-235
Haycock GB, Schwartz GJ, Wisotsky DH (1978) Geometric method for measuring body surface area:
    a height-weight formula validated in infants, children and adults. J Pediatr 93:62-66
Mosteller RD (1987) Simplified calculation of body surface area. N Engl J Med 317: 1098

Stichwortverzeichnis